COMO PROTEGER SEU FILHO DA VIOLÊNCIA SEXUAL

JOANNA SMITH
Professora e Psicóloga Clínica especializada há mais de 25 anos em tratamento de traumas sexuais

COMO PROTEGER SEU FILHO DA VIOLÊNCIA SEXUAL

PREFÁCIO DA
Dra. Ana Escobar
MAIS DE **3 MILHÕES DE SEGUIDORES** NAS REDES SOCIAIS

Amarilys

Amarilys é um selo editorial Manole.

Protéger son enfant des violences sexuelles de Joanna SMITH

Publicado originalmente em francês.

Editora: Lívia Oliveira
Projeto gráfico: Departamento Editorial da Editora Manole
Tradução: Departamento Editorial da Editora Manole
Prefácio: Dra. Ana Escobar

Médica pediatra formada pela Faculdade de Medicina da Universidade de São Paulo (FMUSP). Na mesma instituição, fez seu doutorado e livre-docência e se tornou Membro do Conselho Diretor do Centro de Desenvolvimento da Infância. Em 2011, iniciou sua missão de democratizar o acesso às informações em saúde. Construiu uma rede social com mais de 2,6 milhões de seguidores e foi por 10 anos consultora do programa *Bem-Estar* da Rede Globo. Também é membro editorial das revistas *Clinics* e *Crescer* e autora de diversos livros sobre saúde infantil e de um guia prático em vídeo para famílias e cuidadores de crianças de até 2 anos.

Diagramação: Amarelinha Design Gráfico
Capa: Ricardo Yoshiaki Nitta Rodrigues

CIP-BRASIL. CATALOGAÇÃO NA PUBLICAÇÃO
SINDICATO NACIONAL DOS EDITORES DE LIVROS, RJ

S646p
Smith, Joanna
Como proteger seu filho da violência sexual / Joanna Smith ; tradução Departamento Editorial da Editora Manole. – 1. ed. – Barueri [SP]: Amarilys, 2026.
160 p. ; 23 cm.

Tradução de: Protéger son enfant des violences sexuelles
Inclui índice
ISBN 978-85-204-6706-0

1. Crime sexual contra as crianças - Brasil - Prevenção. I. Departamento Editorial da Editora Manole. II. Título.

25-99069.1 CDD: 616.85836
CDU: 364.633-053.2

Gabriela Faray Ferreira Lopes – Bibliotecária – CRB-7/6643
07/07/2025 08/07/2025

Edição – 2026
Editora Manole Ltda.
Alameda Rio Negro, 967 – cj. 717
Alphaville – Barueri – SP – Brasil
CEP: 06454-000
Fone: (11) 4196-6000
www.manole.com.br | https://atendimento.manole.com.br/

Impresso no Brasil
Printed in Brazil

Aos meus pacientes – Tocada pela confiança de vocês.

SUMÁRIO

Prefácio

Falar sobre violência sexual contra crianças é atravessar um território doloroso e, muitas vezes, evitado. É um daqueles assuntos que a maioria de nós preferiria manter à distância, como se o simples ato de reconhecê-lo pudesse torná-lo mais real, mais próximo. Mas ignorar o problema não o faz desaparecer – ao contrário, é justamente o silêncio que o alimenta. É por isso que este livro é tão necessário. E é por isso que ele deve ser lido.

Joanna Smith enfrentou, com coragem e competência, o que muitos de nós não conseguiríamos sequer olhar de frente. Seu trabalho como psicóloga com agressores sexuais de crianças não apenas lhe conferiu uma visão profunda sobre o modo como esses crimes acontecem, mas também revelou algo que muda tudo: o abuso raramente é um ato súbito. Ele é, via de regra, antecedido por estratégias de manipulação, aproximação e controle. E isso significa que há sinais. Há padrões. Há, sobretudo, oportunidades para intervir.

Este livro é, acima de tudo, um instrumento de prevenção. Com clareza e precisão, Joanna oferece informação baseada em evidências, experiência e empatia – um trio raríssimo e essencial. Ela desmonta mitos, revela a realidade dos riscos, ensina a reconhecer os sinais e, principalmente, mostra o que podemos fazer. Ensinar uma criança sobre consentimento, reconhecer quando há tentativa de manipulação, saber conversar sobre sexualidade com naturalidade e respeito – tudo isso é parte da proteção ativa que este livro propõe.

Em um país como o Brasil, onde a violência sexual contra crianças e adolescentes ainda atinge números alarmantes e onde a prevenção é muitas vezes negligenciada, essa obra chega como um chamado urgente à ação. Precisamos falar sobre isso – nas escolas, nas famílias, nos serviços de saúde – e precisamos nos preparar melhor para proteger quem ainda não pode se proteger sozinho.

Mais do que alertar, a autora capacita. Ao longo das páginas, o leitor não encontrará pânico ou sensacionalismo, mas sim orientação segura e sensível. A leitura não é fácil, porque o tema não é. Mas é transformadora, porque o conhecimento nos devolve o poder de agir.

Como pediatra e educadora, que há décadas escuta e acompanha crianças e adolescentes, tenho convicção de que livros como este não apenas informam, mas salvam. Salvam infâncias, preservam vínculos, constroem futuros mais seguros. Que ele encontre muitos leitores – e que esses leitores se tornem multiplicadores de proteção e cuidado.

Prof. Drª Ana Maria de Ulhôa Escobar
Professora Associada do Departamento de Pediatria da Faculdade de Medicina da Universidade de São Paulo (FMUSP).
Pediatra e comunicadora em saúde.

Introdução

Ao comprar este livro, você demonstrou que está comprometido em proteger seu filho da violência sexual. Muito bem! Mesmo que pareça óbvio, essa não é uma escolha fácil. É um assunto assustador e tendemos a nos sentir impotentes para enfrentá-lo como pais. Há muitas coisas que podemos fazer a respeito, mas, para isso, você precisa das informações corretas, saber o que deve observar e como reagir ao fato.

É nesse ponto que este livro pode ajudar. Trabalhei por quinze anos como psicóloga com criminosos sexuais infantis. Minha função era evitar a reincidência de pessoas que tinham agredido menores sexualmente e/ou baixado pornografia infantil no computador ou celular. Isso envolvia confrontá-los com a violência sexual que tinham cometido, analisar o que os levara a tal ato e, é claro, trabalhar para reduzir o risco de reincidência. A maioria desses acompanhamentos durou três anos ou mais, e foi realizada em grupos. Assim, trabalhei com esses homens – embora mulheres também pratiquem a violência sexual, raramente recebemos alguma – profundamente, em situações de alto risco, mas também em dificuldades psicológicas e sociais. Eu me formei e mergulhei nas pesquisas sobre o assunto, me beneficiei do trabalho com uma equipe altamente especializada e treinei meus colegas. Isso me ajudou a esboçar respostas para a pergunta inevitável que, com certeza, vocês também estão se fazendo: "Como alguém pode fazer uma coisa dessas?", sem tentar justificar, desculpar ou atenuar a gravidade dos fatos. Contudo, o trabalho em grupo com violadores sexuais de crianças me permitiu, acima de tudo, entender algo novo e crucial: o ataque raramente é repentino. Em outras palavras, ele é precedido por tentativas do agressor de se aproximar da vítima, estratégias para manipular a criança e até mesmo o estabelecimento de uma relação de controle. E isso leva tempo, e há muitos sinais visíveis para terceiros. Alguns agressores sexuais de crianças até me disseram que há outros agressores à espreita deles ou de suas vítimas! Portanto, atento e sabendo o que procurar, você pode evitar situações de alto risco.

Ao mesmo tempo, aprofundei gradualmente meu treinamento em vitimologia e comecei a oferecer psicoterapia a adultos vítimas de violência sexual na infância ou na idade adulta. Suas histórias, dificuldades que descreveram para encontrar compreensão e proteção das pessoas ao seu redor e seu grande sofrimento me levaram a perceber como a prevenção é inadequada em várias partes do mundo e como pais e profissionais são mal-informados sobre a realidade do risco. Há uma discrepância significativa entre os casos que recebem cobertura da mídia, as informações fornecidas nos jornais, na internet ou na TV aberta e os riscos reais. Casos de grande repercussão.

Os casos que ganham destaque na mídia geralmente são os mais extremos, mais impressionantes, violentos e chocantes. Eles nos aterrorizam e aumentam nossa sensação de incompreensão e impotência, em vez de nos fornecer informações confiáveis e úteis, que nos alertem quanto ao risco e que nos permitam proteger melhor nossos filhos. Por exemplo, você sabia que França, 30% dos processos por violência sexual contra menores envolvem agressores com menos de 18 anos e que 50% dos estupros de menores são cometidos por menores? Que os agressores sexuais nem sempre se sentem atraídos sexualmente por crianças? Entre as vítimas, apenas 50% das mulheres e dos homens falaram sobre a violência sexual que sofreram quando crianças[I]. Um em cada cinco agressores de crianças menores de 12 anos é uma mulher[II].

Já no Brasil, a maioria dos agressores sexuais de crianças e adolescentes são homens adultos conhecidos das vítimas, como pais, padrastos ou tios (Childhood Brasil, 2024).

Os agressores sexuais que acompanhei descreveram como escolheram sua(s) vítima(s) e a situação que os incentivou a agir. O primeiro ato é muitas vezes premeditado, mas também pode acontecer por causa de uma "oportunidade" – e, na maioria dos casos, vem depois de uma aproximação gradual, que pode levar algum tempo. As vítimas, por sua vez, descrevem os sinais de alerta de agressão e, às vezes, os avisos não ouvidos que enviaram aos pais. O objetivo

I De acordo com relatório do INED "Violences sexuelles durant l'enfance et l'adolescence: des agressions sexuelles familiales dont on parle peu", E. Marsicano, N. Bajos e J.-E. Pousson, *Populations et Sociétés*, 612, junho de 2023 (N. do A.).

II Como raramente temos isso em mente, usarei essa notação dupla ao falar sobre agressores, para nos ajudar a lembrar que as mulheres também podem agredir sexualmente e, assim, avaliar melhor os riscos para a criança. Entretanto, para facilitar a leitura, não usarei sistematicamente a forma feminina no restante das frases (N. do A.).

é, portanto, evitar que agressores queiram se aproximar do seu filho (ou de crianças em geral), não permitir que surjam as tais "oportunidades" e prestar atenção aos sinais de desconforto que seu filho esteja demonstrando.

A grande maioria dos atos de violência contra crianças é praticada sem violência física, por meio de manipulação e controle. O que a mídia não diz é que há sinais de alerta de violência sexual, situações de risco específicas e maneiras eficazes de impedi-la. Proteger seu filho da violência sexual significa fazer todo o possível para dissuadir prováveis agressores que possam cruzar o caminho do seu filho e das crianças ao redor. Significa enviar o sinal, por todos os poros de sua pele, de que você estará lá para proteger seu filho e as crianças, e que seria perigoso para um agressor atacá-los.

Aqui, com base em dados de pesquisa, analisaremos os vários aspectos que precisam ser desenvolvidos para proteger melhor seu filho contra a violência sexual.

Primeiro, **conhecer o perigo**: entender o perfil dos agressores, como impedir o *modus operandi* deles e proteger a si mesmo de situações de alto risco. Em segundo lugar, **como afastar os agressores** ensinando seu filho a se proteger, resguardando-o ativamente e tornando o ambiente de vocês seguro. Agora, compartilharei com você uma técnica simples para lidar com qualquer situação em que os limites de uma criança não estejam sendo respeitados – situações como essas costumam ser sinais de alerta antes de uma violência sexual acontecer. Trata-se do método **Nomear e Reformular.** Ao longo deste livro, você encontrará vários exemplos baseados em situações do dia a dia, em diferentes contextos, que lhe darão a oportunidade de praticar essa técnica do **Nomear e Reformular.** Esses exemplos irão ajudá-lo a reagir com mais eficiência diante de situações nas quais os limites do seu filho não estão sendo respeitados, porque você já estará preparado e até mesmo treinado para isso. Eles também vão ajudar seu filho a imitá-lo aos poucos e, assim, ele aprenderá a se defender sozinho.

Por fim, veremos o que **fazer quando nos depararmos com situações difíceis** e **um guia de recursos** que lhe dará acesso a muitas soluções disponíveis sobre o assunto em forma de livros, filmes, *sites* etc. Você não está sozinho!

Isso pode parecer óbvio, mas vale a pena lembrar por que devemos proteger as crianças da violência sexual. Trata-se de uma experiência particularmente dolorosa e assustadora para elas. Geralmente, se sentem envergonhadas, culpadas por não terem sido capazes de se defender ou dizer não, sujas... Por todos esses motivos, e muitos outros, é difícil para as crianças dizerem o que aconteceu e evitar que aconteça novamente. A solidão aumenta a dor e a vergonha. Tudo isso representa uma provação considerável para uma criança, que geralmente desenvolve sintomas traumáticos, às vezes muito debilitantes, que podem durar até a idade adulta. Em crianças muito pequenas, os sintomas geralmente são físicos: dores de estômago, dores de cabeça, xixi na cama etc. Em todas as idades, pode suscitar ansiedade e atrasos no desenvolvimento, além de comportamentos violentos problemáticos. A violência sexual também pode causar transtornos sexuais nas crianças: cerca de uma em cada três crianças vítimas de violência sexual apresenta comportamento sexual inadequado. De modo geral, a violência sexual geralmente está associada à baixa autoestima, à imagem corporal ruim e a dificuldades de relacionamento com outras pessoas. Elas têm um impacto de longo prazo no sucesso social e profissional e na saúde física e psicológica das crianças. É possível curá-las, mas o tratamento pode ser difícil e doloroso. Obviamente, sempre que possível, é o indicado. Foi por isso que decidi escrever este livro.

É um grande empreendimento lidar com as várias questões abordadas aqui, mas tenho a certeza de que você está pronto para mover montanhas a fim de proteger seu filho! De qualquer forma, não deve fazer isso sozinho: proteger seu filho é uma questão da sociedade, do seu grupo, da sua família e das pessoas que o cercam. Este livro tem o objetivo de ajudá-lo e apoiá-lo nessa tarefa, porém convido-o a pensar agora sobre as pessoas com quem você poderia compartilhar seus pensamentos sobre esse assunto e até mesmo sobre sua responsabilidade de proteger seu filho. Quem você tem em mente? Em qual momento poderia falar sobre isso? Sem dúvida, você terá novas ideias de tópicos e oportunidades para discuti-los, bem como pessoas capacitadas a sua volta, à medida que continuar lendo.

Este livro lhe fornecerá certa quantidade de informações, bem como pensamentos e sugestões quanto ao que fazer. Cabe a você decidir o que é melhor para o seu filho. Nem tudo se aplicará e nem todas as sugestões servirão especificamente para você.

Esteja ciente de que nunca poderemos garantir que o risco seja zero. Se o seu filho ainda for vítima de violência sexual, a culpa é sempre do agressor, mesmo que ele tente sistematicamente culpar a vítima, sua família ou a sociedade em geral. Por outro lado, tudo o que você fizer contribuirá para uma revelação mais precoce e para que seu filho receba apoio, o que é muito importante. Sempre acredite em uma criança que revela ter sofrido violência sexual.

Este livro se concentra na prevenção: ele não entrará em detalhes sobre o que fazer se uma criança for vítima, mas simplesmente lhe dará alguns recursos úteis. Embora a gente sempre espere que seu filho nunca passe por uma situação de violência sexual, é reconfortante saber que existem caminhos e que você saberá a quem recorrer, caso isso aconteça.

Este livro também não aborda o tratamento ou a psicoterapia das vítimas, que são amplamente descritos em outros lugares. Os dados científicos citados aqui são provenientes de vários estudos sobre a população francesa, em especial o estudo publicado pelo INED em 2023, dados fornecidos pelo Ministério da Justiça e pelo Ministério do Interior, além de diversas publicações científicas internacionais. (Para não tornar a leitura mais complicada, as referências não são citadas no texto. A lista completa está no final do livro, em **Referências bibliográficas**). No decorrer do livro, você também encontrará dados estatísticos do Brasil.

Por fim, um pequeno esclarecimento antes de começarmos: seu primeiro ato de proteção será certificar-se de que você não deixará este livro ao alcance de crianças. Os assuntos e exemplos abordados podem ofender a sensibilidade delas e assustá-las desnecessariamente.

1
Quem são os agressores sexuais de crianças?

O QUE NUNCA CONTAMOS A VOCÊ

Nos últimos anos, graças especialmente ao movimento #MeToo, as vozes das vítimas foram mais ouvidas em espaços públicos e privados, e a extensão da violência sexual, especialmente na infância, parece ser mais bem compreendida em geral. Um estudo do INED de 2023, questionando homens e mulheres de todas as categorias da população francesa, mostra que:

- 13% das mulheres e 5% dos homens relatam ter sofrido violência sexual antes dos 18 anos, o que corresponde a cerca de **5 milhões de franceses.** Em dois de cada cinco casos, a vítima foi estuprada (ou estuprada várias vezes).
- Mais de um terço das mulheres e mais de um quinto dos homens foram vítimas de violência sexual antes dos 18 anos de idade e foram abusados sexualmente por um **membro da família**. No total, quase 5% das mulheres e mais de 1% dos homens foram vítimas de violência sexual na família antes dos 18 anos de idade. Isso representa mais de **2 milhões de franceses**!

Um estudo inédito, publicado na revista médica internacional *The Lancet*, em 2025, afirma que 17,7% das mulheres e 12,5% dos homens brasileiros relataram ter sofrido violência sexual antes dos 18 anos de idade (Gonçalves, 2025).

Em muitos casos, os agressores são familiares ou pessoas próximas, o que agrava ainda mais a situação. Dados do boletim epidemiológico do Ministério da Saúde, publicado em 2023, indicam que, no período de 2015 a 2021, 68% dos casos de violência sexual contra crianças de 0 a 9 anos são cometidos por familiares ou conhecidos, e 70,9% dessas agressões ocorrem dentro da própria residência da vítima. Além disso, 61,4% das vítimas de estupro no país têm até 13 anos de idade (Fórum Brasileiro de Segurança Pública, 2023). Apesar da gravidade apenas 8,5%, uma pequena parcela dos casos, é denunciada às autoridades (Cerqueira; Alves; Semente, 2023).

Hoje em dia, ouço os pais dizerem ao filho "não converse com um estranho caso ele te aborde na rua", ou "você deve recusar se um desconhecido te oferecer doces". No entanto, segundo esse mesmo estudo, três em cada quatro mulheres e metade dos homens que sofreram violência sexual na infância foram abusados por um membro da própria família, alguém próximo da família ou um amigo. É claro que as crianças precisam ser alertadas sobre os riscos associados, mas os pais devem ser informados sobre os riscos mais comuns, associados a pessoas que eles conhecem, confiam e aprendem a identificar! Isso é ainda mais importante porque, enquanto um ataque de um estranho geralmente é um evento único, a violência sexual cometida por um membro da família ou amigo próximo quase sempre dura vários anos (mais de um ano em dois de cada cinco casos de violência sexual dentro da família e um de cada cinco casos de violência sexual por amigos próximos fora da família)! Para evitar essas situações de alto risco, precisamos entender a lógica, as motivações e o *modus operandi* dos agressores, bem como os fatores de risco, para que a prevenção possa finalmente ser eficaz!

Não é agradável ouvir sobre agressores, seus motivos e seu *modus operandi*. Entretanto, o fato de não "entendermos" como um adulto ou um adolescente pode acabar violando sexualmente uma criança nos faz sentir que não estamos sozinhos, e isso aumenta o risco de ficarmos paralisados ao nos depararmos com uma situação dessas. O fato de você não conhecer o perfil, o *modus operandi* e as motivações dos agressores reduz a probabilidade de perceber os sinais de alerta a tempo, bem como as situações ou pessoas em risco. É hora de dar aos pais as informações vitais que eles precisam saber e dissipar ideias preconcebidas.

O QUE É ABUSO SEXUAL INFANTIL?

A Organização Mundial da Saúde (OMS) define vários tipos de violência sexual:

- Relações sexuais não consensuais, concluídas ou não.
- Atos sexuais não consensuais sem contato (assédio, voyeurismo, exibicionismo).
- Tráfico sexual e exploração on-line (sobre os quais falaremos um pouco neste livro).

O ponto principal é que a OMS e a lei francesa e brasileira afirmam que uma criança não está em condições de dar consentimento a um relacionamento sexual com um adulto porque é uma atividade que a criança não compreende totalmente, e para a qual não está preparada em termos de desenvolvimento físico, emocional e psicológico. Na França, de acordo com uma lei aprovada em 2021, menores de 15 anos são considerados incapazes de consentir com relações sexuais. Isso significa que, mesmo que uma criança diga que concorda sob influência ou manipulação de seu agressor, esse consentimento não é válido. Entre 15 e 18 anos, o consentimento é considerado possível se o parceiro não for mais de 5 anos mais velho que o adolescente.

No Brasil, de acordo com o Código Penal (art. 217-A), é considerado estupro de vulnerável qualquer ato sexual com menores de 14 anos, mesmo que haja aparente consentimento. Isso significa que a lei presume que crianças e pré-adolescentes são absolutamente incapazes de consentir, independentemente das circunstâncias ou da vontade manifestada. O consentimento, nesse caso, não é juridicamente válido.

Para adolescentes entre 14 e 18 anos, o consentimento pode ser reconhecido legalmente, mas está sujeito à análise de fatores como diferença de idade, influência, poder, confiança ou autoridade do parceiro adulto. Se houver relação de poder (como entre professor e aluno, padrasto e enteada etc.), o ato pode ser enquadrado como crime, ainda que o adolescente tenha mais de 14 anos (Brasil, 2018).

Na França, a definição legal abrange várias categorias de atos: o estupro, que envolve penetração corporal por uma parte do corpo ou por um objeto; as agressões sexuais que não envolvem penetração, ou seja, contatos físicos de natureza sexual sem penetração; o assédio sexual, que consiste em impor falas ou comportamentos de cunho sexual ou sexista; a exibição sexual, que é mostrar os órgãos genitais a alguém sem o consentimento dessa pessoa; e o voyeurismo, que é tentar ver partes íntimas de alguém sem o seu consentimento.[1]

No Brasil, a legislação também prevê diferentes categorias de crimes de natureza sexual, conforme o Código Penal:

Estupro: ocorre quando há penetração vaginal, anal ou oral, com uso de violência ou grave ameaça, ou ainda quando a vítima não pode consentir (art. 213). Isso inclui o uso de objetos ou qualquer parte do corpo.

Estupro de vulnerável: é caracterizado quando a vítima tem menos de 14 anos, independentemente de consentimento, ou quando não pode oferecer resistência por enfermidade ou deficiência mental (art. 217-A).

Ato libidinoso sem penetração: também considerado estupro se praticado com violência ou contra vulnerável – como toques íntimos forçados, por exemplo.

Assédio sexual: ocorre principalmente em relações de hierarquia ou autoridade, como no ambiente de trabalho, quando alguém se aproveita da posição para obter vantagem sexual (art. 216-A).

Importunação sexual: refere-se a práticas como toques indesejados, beijos forçados ou masturbação em público, quando não há relação de autoridade, mas ainda assim sem o consentimento da vítima (art. 215-A).

Exibição obscena: mostrar os órgãos genitais em público ou para alguém sem consentimento é enquadrado como ato obsceno (art. 233).

---

1 Você pode encontrar definições legais detalhadas aqui: arretonslesviolences.gouv.fr. No Brasil, informações semelhantes podem ser encontradas em *sites* oficiais como o gov.br, no Disque 100 ou em campanhas como "Proteja Nossas Crianças" (N. do. A).

Voyeurismo (ou violação de intimidade): a gravação ou observação de alguém em situações íntimas, sem consentimento, como no banho ou em relações sexuais, pode ser enquadrada como crime de violação de intimidade ou divulgação de cena de nudez ou sexo sem autorização (arts. 216-B e 218-C).

Muitas vezes, a violência sexual não é imediatamente identificada como "agressão" pela criança, ou mesmo por aqueles que a cercam, ou ainda pelo agressor, porque geralmente ocorre sem qualquer violência física. No entanto, acho que seria útil manter o termo "violência sexual" justamente para ajudar as vítimas e os agressores a identificar que se trata de uma violência, de uma agressão. Portanto, incentivo você a usá-lo em vez de "abuso sexual", que é uma tradução ruim do inglês. Em francês, "*abus*" significa um uso exagerado (como em *abuso de álcool*), mas não há uso normal da sexualidade de uma criança! A expressão "abuso sexual" corre o risco de minimizar a gravidade dos fatos e a responsabilidade do agressor.

No Brasil, o termo mais usado para esta violência é abuso sexual, que conforme o artigo 217-A do Código Penal é definido como qualquer ato com conotação sexual imposto a uma criança ou adolescente, com ou sem o uso de violência física, praticado por alguém em situação de poder, autoridade ou confiança. Não há a problemática de tradução, como na língua francesa, apesar de a expressão agressão sexual também ser utilizada.

PERFIS TÍPICOS DE AGRESSORES

Muitas vezes, ouvimos que não existe um perfil padrão para agressores sexuais de crianças. Isso é verdade. Não existe um perfil único, mas há vários perfis recorrentes e fatores de risco que aparecem com frequência. Conhecê-los pode ajudar a proteger melhor as crianças[II].

Começaremos com os agressores adultos e depois passaremos aos agressores adolescentes. Em cada categoria, trataremos os do sexo feminino em uma seção separada.

II Nas seções a seguir, simplifiquei deliberadamente dados e perfis para ajudar você a se orientar e a identificá-los. Lembre-se de que a realidade pode ser mais complexa e que, obviamente, há casos atípicos (N. do A.).

Adultos que cometem violência sexual contra menores

- Incesto cometido por um homem

Na maioria das vezes, no território francês, os homens que cometem incesto são o pai ou padrasto da criança: ⅓ dos casos de vítimas do sexo feminino e ⅕ dos casos de vítimas do sexo masculino dentro da família. Na maioria dos outros casos, o agressor é o irmão, tio ou primo e, mais raramente, o avô.

No Brasil, o cenário é parecido. Dados do 16º Anuário Brasileiro de Segurança Pública, de 2022, indicam que 4 de 10 (40,8%) agressores sexuais são pais ou padrastos, 37,2% envolvem irmãos, primos ou outros parentes, e 8,7% envolvem avôs.

Por mais estranho que possa parecer, esses homens têm pouca atração sexual por menores. Eles veem a criança ou o adolescente como um adulto em miniatura e a violência sexual é uma forma de dominar a criança ou o adolescente. Eles tendem a ser rígidos, tirânicos e possessivos. Por exemplo, um pai pode ficar com ciúmes quando a filha adolescente começa a sair com rapazes, ou querer impedi-la de usar maquiagem.

O consumo de álcool ou outras substâncias é bastante comum entre essa categoria de infratores. Esse é obviamente um fator que estimula a agressão, mesmo que ela nem sempre aconteça sob o efeito do álcool – e o uso de substâncias às vezes é dado como uma "desculpa" pelo agressor. Obviamente, esse é um retrato típico, e há muitas exceções, mas essas características são extremamente comuns entre eles. Quando condenados, esses homens são estatisticamente menos reincidentes do que outros grupos de agressores sexuais. A principal motivação para a violência nesses casos é geralmente o desejo de dominar e controlar a vítima.

Mito n.º 1: Todos os agressores sexuais de crianças são sexualmente atraídos por crianças.

FALSO!

- Homens que agridem fora da família

Os agressores sexuais de crianças fora da família cometem mais violências sexuais do que os incestuosos, e têm maior probabilidade de reincidir. Na mídia, esses homens são geralmente chamados de "pedófilos" porque tendem a ser considerados sexualmente atraídos por crianças.

De fato, algumas pessoas se sentem atraídas sexualmente por crianças e outras não. Entre as pessoas com pouca ou nenhuma atração sexual por crianças, há as impulsivas (com retardo mental, doença neurológica ou personalidade antissocial, por exemplo) ou homens com dificuldades sexuais que duvidam de sua masculinidade e procuram se assegurar de sua potência praticando um ato com pessoas mais jovens, consideradas menos intimidadoras do que um parceiro adulto – nesse caso, a vítima geralmente é uma menina. A motivação para essa violência é ou humilhar a outra pessoa ou obter satisfação sexual, mas sem de fato se sentir atraído sexualmente por menores. Geralmente, quando a motivação para a violência sexual não é uma atração pela criança, é uma busca por dominação ou controle (como vimos, incesto por ascendente), ou agressão motivada por hostilidade contra a criança, como no caso de David...

Esta é a história de David, que atacou sexualmente os filhos de sua parceira

David está em um relacionamento com sua parceira há dois anos. Ela já tem os próprios filhos e, quando vão morar juntos, David fica com muito ciúme do tempo que ela passa com eles. Ele é agressivo com as crianças, às vezes abusando fisicamente quando sua parceira está fora. Ele foi vítima de violência entre seus irmãos quando menor, e toda essa violência transparece em seu relacionamento com seus dois enteados. A violência sexual que David comete contra essas crianças é uma maneira de usar agressividade contra elas e está ligada a um problema de raiva e violência, e não por sentir atração sexual por elas. Ao trabalhar em grupo e em terapia individual com o histórico de violência sofrida pelos irmãos, observamos uma melhora no controle da raiva, uma conscientização quanto à gravidade dos atos cometidos e um início de arrependimento. Nesse caso, foi a hostilidade de David em relação aos filhos de sua parceira que poderia tê-la alertado sobre os riscos, se ela tivesse sido devidamente orientada.

Outros homens agridem sexualmente menores de idade devido a uma forte atração sexual pela criança ou pelo adolescente.

Pedofilia e crimes de pedofilia

A pedofilia é um diagnóstico médico que significa que uma pessoa se sente sexualmente excitada pelo corpo de uma criança pré-púbere. Alguns chamam a atração sexual por corpos de adolescentes de *hebefilia*. De fato, o termo "pedófilo", etimologicamente falando, significa "aquele que ama crianças": é por isso que muitos profissionais e ativistas preferem usar outros termos para descrever pessoas que se sentem sexualmente atraídas por crianças e agem de acordo com isso (eles falam sobre *pedocriminalidade*) ou que não agem de acordo com isso. É por esse motivo que não usarei esses termos neste livro.

Ao contrário da crença popular, nem todo criminoso sexual infantil é sexualmente atraído por corpos de crianças e nem todas as pessoas que são sexualmente atraídas por crianças agem de acordo com sua atração sexual. Cerca de 5 a 10% dos homens admitem sentir-se sexualmente excitados por crianças pré-púberes, e um número ainda maior por adolescentes. Em suma, de acordo com um estudo australiano recente, um em cada cinco homens já se sentiu sexualmente atraído por um menor ou cometeu ato sexual com um menor, ou ambos.

Esses homens, que se sentem sexualmente atraídos por menores, geralmente tiveram uma infância traumática (viveram violência física, violência entre os pais, violência sexual, como também exposição precoce à pornografia), com uma sexualidade precoce e invasiva. Isso não deve, em hipótese alguma, ser uma desculpa para tal atitude, mas ressalta o fato de que essas pessoas estão sofrendo e devem procurar ajuda para evitar qualquer risco de ferir uma criança[III].

III No Brasil, existem serviços especializados voltados à prevenção de abusos sexuais, inclusive com foco em acolhimento e tratamento de pessoas com impulsos sexuais inadequados. Entre eles, destacam-se os Centros de Atenção Psicossocial (CAPS), que oferecem acompanhamento psicológico e psiquiátrico, e o serviço Disque 100, que também pode orientar sobre onde buscar ajuda. Além disso, projetos como o Centro de Referência para o Tratamento de Agressões Sexuais (CRTAS), em alguns estados, visam atender tanto vítimas quanto autores, com foco na prevenção da reincidência (N. do E.).

A atração por crianças ou adolescentes raramente é exclusiva, o que significa que esses homens também podem se sentir atraídos por jovens adultos ou por adultos de sua própria idade. Nesse caso, é mais provável que eles passem despercebidos porque parecem ter uma vida "normal" de casal, ou até mesmo familiar. Aqueles que agridem sexualmente meninas, no geral, também se sentem atraídos por adolescentes e adultos. Em geral, os homens que se sentem sexualmente atraídos por crianças são atraídos por meninas ou meninos, mas não por ambos. Homens que agridem meninas e meninos são mais raros, mas também mais perigosos. Por fim, a maioria dos homens que agride meninos tem pouca ou nenhuma atração sexual por adultos.

Mito n.º 2: Os agressores sexuais de crianças são apenas sexualmente atraídos por crianças.
FALSO! Eles também podem se sentir atraídos por adolescentes ou adultos e até mesmo formar casais.

Muitas vezes, a atração sexual sentida pelos agressores sexuais de crianças não vem sozinha: os homens que se sentem sexualmente atraídos por menores também têm *preferência* pelo mundo das crianças ou dos adolescentes em relação ao mundo dos adultos. Isso é chamado de "congruência emocional com crianças". Por que estou dizendo isso a você? Porque a atração sexual por uma criança ou adolescente é difícil de ser detectada de fora, mas é possível detectar essa "congruência emocional com crianças". Vamos ver do que se trata.

Esta é a história de Philippe, que cometeu violência sexual

Philippe, 35 anos, condenado por violentar sexualmente uma menina de 13 anos, conta-me sobre seu primeiro encontro com a vítima e os sinais de alerta que os pais da adolescente poderiam ter visto: "Na noite em que a conheci, fui convidado pelos pais da adolescente para jantar na casa deles. Éramos cerca de dez pessoas. No final da refeição, por volta das 22 horas, fui ao banheiro e a menina estava sozinha assistindo à TV. Eu me juntei a ela e assistimos à TV juntos pelo restante da noite. Não toquei nela naquela noite, juntos até cerca de uma da manhã, passando de um programa para outro. Combinei com ela que assistiríamos ao *E* (um programa voltado mais para adultos, com muitas insinuações sexuais e piadas picantes) e perguntei se ela havia gostado da minha companhia... Sim".

Nesse caso, os adultos presentes poderiam ter se preocupado ou pelo menos questionado o fato de Philippe não ter voltado à mesa. O fato de Philippe ter preferido uma menina de 13 anos a eles por toda a noite deveria ter levantado dúvidas (um sinal de "congruência emocional com crianças"). Se os pais tivessem prestado mais atenção à filha (mandando-a, talvez, para a cama em um horário apropriado, em vez de deixá-la na frente de uma tela sem supervisão), se a tivessem questionado sobre como foi a noite ou sobre os programas que assistiram, eles teriam sido capazes de perceber a inadequação do comportamento de Philippe e a natureza perversa de suas perguntas. Contudo, nesse caso, se os pais estivessem bem informados, poderiam ter percebido os sinais de alerta e não incentivado Philippe a desenvolver um relacionamento especial com sua filha. Dessa forma, o fator de risco sobre o qual os pais poderiam ter agido foi a negligência: a filha foi deixada sozinha em frente a uma tela sem supervisão durante toda a noite, quando deveria ter ido para a cama mais cedo.

Em filmes sobre violência sexual contra menores, as agressões são geralmente descritas como premeditadas. De fato, às vezes isso acontece, mas muitos atos também são cometidos por causa de uma "ocasião" única ou repetida. Nesse caso, a ocasião do jantar na casa de um amigo permitiu que Philippe estabelecesse um vínculo com sua futura vítima: ele testou a vulnerabilidade dessa adolescente e também testou o que os pais dela percebiam ou não, o que o ajudou a se aproximar um pouco mais da violência sexual a cada encontro. Philippe não procurará provocar outras ocasiões, por exemplo, ser convidado para ir à casa deles, mas aproveitará cada nova ocasião em que encontrar essa adolescente para transgredir os limites cada vez mais.

Os violadores que não premeditam são geralmente homens em crise em suas vidas, que normalmente não cometeriam violência sexual. O estresse relacionado a uma provação (perda de emprego, problemas de saúde, morte de um ente querido, estresse no trabalho etc.), depressão, alcoolismo ou outros transtornos mentais podem precipitar um ato de violência, especialmente se surgir uma oportunidade. Entretanto, essas dificuldades psicológicas não tornam esses homens menos responsáveis por suas ações, é claro. Cabe a eles encontrar outras soluções para seus problemas, menos agredir uma criança!

Proteger seu filho contra a violência sexual significa não apenas dissuadir o agressor de cometer um ato agressivo, mas também impedir que ele tenha qualquer oportunidade de fazê-lo. Voltaremos a esse ponto quando analisarmos como frustrar o *modus operandi.*

Os agressores que agem de forma premeditada são, com mais frequência, homens que se sentem atraídos sexualmente por crianças e que organizam seu modo de vida em torno delas. Eles constroem uma relação de dominação (cujo funcionamento veremos mais adiante) e se aproximam da vítima de modo gradual. Veja como, no caso de Philippe, há sinais de alerta que precisamos aprender a reconhecer para evitar que o agressor pratique o ato. Esses violadores gostam de estar perto de crianças, acreditam que uma criança pode ser sua amiga ou amante e tendem a ver a violência sexual como um ato sexual com o qual a criança concordou. É por isso que eles usam principalmente o controle psíquico e não a violência física. Pode parecer loucura e, se você não conhecer esses homens e não detectar a maneira como eles veem as coisas, pode achar difícil de acreditar, mas a maioria dos violadores sexuais de menores acredita estar "vivendo uma paixão" por suas vítimas, e tentam assim fazer que eles e suas vítimas acreditem que estão de acordo.

Uma pequena pausa na leitura

A menção à atração sexual por crianças e à premeditação é necessariamente estressante e revoltante. É normal ter este sentimento. No entanto, juntos, todos nós podemos fazer algo a respeito. Você pode respirar um pouco. Lembre-se de que a maioria dos adultos é bem-intencionada com relação às crianças e que conversaremos sobre como identificar os que não são e como detê-los. É por saber tudo isso que você poderá proteger seu filho.

Exibicionistas

As pessoas costumam rir disso, e as vítimas de exibicionismo sexual geralmente não denunciam o exibicionista aos tribunais, sejam elas adultas ou menores de idade. O exibicionismo é um tipo de agressão sexual muito comum[IV], com uma taxa de reincidência muito alta (entre um terço e mais da metade dos exibicionistas voltam a cometer o crime) e que raramente chega à Justiça. Assim, um exibicionista pode fazer várias vítimas antes de ser processado ou até mesmo condenado, sobretudo porque, na maioria das vezes, as vítimas são pessoas desconhecidas. No entanto, geralmente, elas relatam ter ficado chocadas ou com medo – principalmente quanto ao risco de sofrer uma agressão mais grave. No Brasil, o exibicionismo costuma ser enquadrado como **ato obsceno** (art. 233 do Código Penal), mas o impacto sobre as vítimas e o alto índice de reincidência muitas vezes não recebem a devida atenção legal e social. Estudos criminológicos mostram que o exibicionismo e o voyeurismo (invasão da privacidade de uma pessoa olhando diretamente para ela ou filmando-a, por exemplo, através de uma janela ou por baixo de uma saia) são bastante comuns entre os agressores sexuais de crianças. Portanto, seria boa ideia denunciar esses atos à polícia se você ou alguém próximo sofre essa violência, para que assim essa pessoa em questão possa ser presa pelas autoridades e receber o cuidado adequado em termos de prevenção e tratamento mental.

Por fim, os agressores sexuais de crianças geralmente apresentam "distorções cognitivas": pensamentos que lhes permitem negar, minimizar, racionalizar ou justificar seu comportamento. Os agressores não são necessariamente monstros sádicos que podem ser vistos a olho nu, mas muitas vezes são pessoas do nosso convívio, que acabamos protegendo com frases como: "Imagina, não pode ser ele! Ele é tão legal!" ou "É claro que não foi ela, ela adora crianças!".

IV Em um estudo não publicado realizado pela Antenne de Psychiatrie et de Psychologie Légales, mais de 80% das mulheres adultas questionadas já haviam sido expostas a exibições sexuais, na maioria das vezes antes dos 25 anos (N. do A.).

No relato do agressor, as distorções cognitivas podem aparecer em falas sobre as vítimas, como: “mas ela não disse não!”, “ela estava vestida de forma inadequada!”, “ele já tinha tido relações sexuais”, “no julgamento, ele estava rindo com os amigos, então é sinal de que não foi nada demais!” ou ainda “eu tinha bebido demais” ou “só encostei nela uma vez”. São histórias que o agressor conta para si, para acreditar que o que fez não foi grave.

Mito n.º 3: “Os(as) agressores(as) sexuais de crianças sempre têm consciência do mal que causam à criança.
FALSO! Em geral, eles(as) criam justificativas para não enxergar isso.

Infelizmente, certos estereótipos sociais ou formas automáticas de pensar, comumente transmitidas, apoiam essas distorções presentes nos agressores sexuais. Isso inclui frases como “por que ela não disse não?”, “Por que ele não contou aos pais?”, “Por que continuou a vê-lo sendo que ele é um adulto?”, “Ainda bem que não foi tão grave”, “Ela não deveria ter bebido tanto”, “Ela estava vestida de forma provocante”, “Ela se insinuou”, “Eles já tinham transado antes” (no caso de adolescentes, por exemplo) etc. Essas crenças são muitas vezes transmitidas direta ou indiretamente à vítima, seja pelo agressor ou pelo ambiente social ao redor. Isso aumenta os riscos de sentimento de culpa e agrava os sintomas emocionais da vítima, ao mesmo tempo que alivia a culpa do agressor. Mais uma vez: se alguém do seu convívio demonstra esse tipo de pensamento distorcido, especialmente quando se trata de crianças, com frases como (“não foi tão grave assim” ou “ela provocou”), não confie nessa pessoa para cuidar do seu filho. Afaste-a dele e, se possível, tente conscientizar esse adulto sobre o impacto real da violência sexual.

Se um adulto preferir se associar a menores, ou se se comportar como se fosse uma criança ou adolescente e não tiver clareza sobre os limites entre crianças e adultos, você deve ficar atento. Uma pessoa que tem pensamentos distorcidos sobre violência sexual, que tende a minimizar a gravidade dessa violência e suas consequências, também deve ser motivo de preocupação para você. No mínimo, essa pessoa não será uma boa protetora de seu filho; na pior das hipóteses, ela representa um perigo para a integridade de seu filho.

- Mulheres que cometem violência sexual

Não se fala muito sobre isso, mas, na França, um em cada vinte agressores sexuais é uma mulher. As mulheres são responsáveis por 10 a 15% dos casos de violência sexual envolvendo tanto meninos quanto meninas. Portanto, a maioria dos agressores são homens, porém as mulheres desempenham um papel muito mais importante do que geralmente se pensa. Falar sobre mulheres que cometem violência sexual é um tabu. Esse tabu impede que elas sejam detectadas. No entanto, as mulheres são responsáveis por 20% da violência sexual contra crianças de 12 anos ou menos.

No Brasil, dados coletados pelo Sistema de Informação de Agravos de Notificação (SINAN) entre 2011 e 2017 e copilados em um relatório da Childhood Brasil, em 2024, revelaram que, em 87,9% dos casos de violência sexual contra crianças e adolescentes, o agressor era do sexo masculino. Consequentemente, cerca de 12,1% dos casos foram cometidos por mulheres.

Agressores sexuais femininos: o maior tabu

Em nossa sociedade, os estereótipos nos incentivam a ver as mulheres como não agressivas, principalmente se forem mães ou mulheres em um relacionamento com filhos. A imagem da sexualidade das mulheres está associada à passividade, e elas raramente são vistas como sexualmente ativas, muito menos como agressivas, ou seja, forçadas. Alguns atos cometidos por mulheres contra crianças começam como parte de um relacionamento de cuidado ou maternidade, e pode ser difícil para a vítima determinar quando o cuidado oral (fraldas, higiene íntima ou cuidados médicos) se torna violência.

Entre as mulheres, há três tipos principais de perfil:

- O perfil "**dominadora-controladora**". Mulheres que buscam controlar a vítima por meio da violência sexual (na França, cerca de 20% da violência sexual praticada por mulheres). Elas geralmente agem com um homem. A pornografia infantil pode ser produzida nesse contexto.

- O perfil "**hostil**". Mulheres que são abertamente hostis com seus filhos (na França, cerca de 15% da violência sexual praticada por mulheres). A violência sexual é combinada com outras formas de violência, como abuso físico ou verbal. Essas mulheres buscam ferir e humilhar a criança.
- O perfil do "**pseudoamor**". Mulheres que acreditam estar apaixonadas pela vítima: esse é o maior grupo de mulheres que cometem violência sexual, cerca de metade delas. Essas mulheres escrevem cartas de amor ou mensagens de texto, têm comportamento de flerte, mas também mantêm um relacionamento de controle com suas vítimas. Elas geralmente usam drogas ou álcool e, às vezes, obrigam a vítima a tomá-los. Não é realmente questão de amor, mas de um relacionamento de posse dominante que nega o amor.

A taxa de reincidência de crimes de violência sexual contra as mulheres é muito baixa: na França, cerca de 1% das mulheres reincidirá nos seis anos seguintes à sua primeira condenação (em comparação com cerca de 14% dos agressores sexuais do sexo masculino), mas isso pode ocorrer entre as mulheres que têm menos probabilidade de serem detectadas e denunciadas do que os homens.

Esta é a história de... Clara, vítima de violência sexual cometida por sua madrasta

Depois que a mãe de Clara morreu, sua madrasta foi morar com ela, seu irmão e seu pai. Na época, Clara tinha 4 anos de idade. Desde o início, sua madrasta foi hostil com ela. Ela era verbalmente agressiva, rapidamente se tornava impaciente e a tratava de forma humilhante. Foi durante o banho e as idas ao banheiro que a madrasta a agrediu sexualmente. Essa madrasta faz parte do grupo "hostil" e age com raiva de Clara. Está claro que a culpa não é de Clara, embora ela ainda se sinta culpada pelo que aconteceu, muitos anos depois, quando vem ao meu consultório. Foi a hostilidade da madrasta que poderia ter servido de alerta para as pessoas ao redor.

Esta é a história de Ludovic, vítima de violência sexual cometida por sua mãe

Recebo Ludovic em atendimento compulsório porque ele agrediu sexualmente vários meninos. Um dia, aos 35 anos de idade, ele chegou à sessão de terapia profundamente abalado porque sua mãe havia tocado suas nádegas enquanto ele subia as escadas na frente dela. Vieram à tona muitas lembranças da infância, repetidos toques sexuais de sua mãe. Ele só agora percebeu a natureza inadequada e intrusiva desse comportamento e ficou em choque. Ele comenta, determinado a não permitir que ela faça isso novamente: "Ela se comporta como se fosse dona do meu corpo". Ludovic foi molestado por uma mãe "controladora". Por ser mulher, por ser sua mãe, Ludovic não percebeu que se tratava de abuso sexual até os 35 anos de idade, quando sua mãe cometeu outro ato intrusivo. Isso pode ter contribuído para sua natureza altamente sexual, embora não seja o único fator, e nem todas as vítimas se tornam agressoras, longe disso. Ludovic não é menos responsável pelos atos que cometeu. Novamente, uma comitiva vigilante poderia ter reenquadrado o comportamento intrusivo regular e público dessa mãe.

- Vamos fazer outra pausa

Não é por acaso que se fala tão pouco sobre a violência sexual cometida por mulheres! É muito angustiante pensar nisso, pois questiona a imagem social que temos das mulheres. Faça uma pausa e, mais uma vez, lembre-se de que a maioria das mulheres (e outros adultos) tem boas intenções com relação às crianças.

Você sabia? Parece mais difícil se recuperar da violência sexual cometida por uma mulher devido ao estigma e à vergonha da vítima, e diz-se que essa violência tem um impacto maior na identidade sexual. Portanto, é ainda mais importante que você fale sobre isso!

Os adolescentes

Estima-se que, na França, os adolescentes sejam responsáveis por 30% dos atos de violência sexual. Esse é um número enorme! Quem são esses adolescentes?

Os adolescentes são definidos aqui como menores com 13 anos ou mais, já que, na França, é a partir dos 13 anos que um adolescente é considerado capaz de se "responsabilizar" pelos seus atos, mesmo que sua responsabilidade seja menor do que a de um adulto.

No Brasil, estima-se que adolescentes sejam responsáveis por cerca de 14% dos casos de estupro registrados, conforme dados do 16º Anuário Brasileiro de Segurança Pública de 2022. Embora o número seja menor que 30%, ele ainda é significativo e evidencia a complexidade do fenômeno da violência sexual entre pares ou em contextos familiares. Esses adolescentes, em geral entre 14 e 17 anos, são responsabilizados conforme o Estatuto da Criança e do Adolescente, com medidas socioeducativas e não penas privativas de liberdade aplicáveis a adultos.

Em uma criança com menos de 13 anos, um gesto sexual agressivo é considerado um sinal muito preocupante, de uma criança que pode ter sido vítima ou exposta à pornografia ou a atos sexuais[V]. Um estudo norte-americano mostrou que mais de 3% das crianças com idade entre 7 e 12 anos cometeram atos sexuais violentos contra uma criança ou adolescente no último ano. Esses casos são preocupantes e exigem orientação médica, se possível de um especialista.

Ao contrário da crença popular, a maioria dos agressores sexuais adolescentes não se torna agressor sexual quando adulto. De modo geral, os adolescentes que cometem crimes sexuais têm menos probabilidade de reincidir sexualmente do que os adultos, entre 7 e 13% nos primeiros cinco anos após o término dessa fase, mas também correm o risco de serem condenados por atos de violência não sexuais..

V Para saber o que constitui um comportamento sexual normal, moderadamente preocupante e preocupante em crianças de diferentes idades, recomendo que você leia o documento intitulado "*Children's sexual behaviour*" (Comportamento sexual das crianças), disponível gratuitamente em: https://violences-sexuelles.info/(N. do A.).

Mito n.º 4: Um adolescente que comete violência sexual está fadado a se tornar um abusador sexual na idade adulta.

FALSO!

No entanto, 40% dos adultos que cometem violência sexual começaram antes dos 15 anos, e esses agressores são mais perigosos do que aqueles que começaram quando adultos. Mesmo que reincidam com menos frequência do que os adultos, os adolescentes agressores sexuais precisam ser identificados para que possam receber apoio profissional especializado, sem estigmatizá-los ou banalizar seus atos[VI]. Esses são adolescentes em sofrimento, que geralmente precisam de cuidados e apoio.

- Adolescentes que agridem crianças

Em geral, são complexados, desconfortáveis quanto à própria sexualidade e frustrados. Sentem-se inúteis e inferiores, têm desconfiança para tentar um relacionamento romântico com um adolescente de sua idade e têm menos relacionamentos românticos do que os adolescentes que agridem adolescentes. As violências sexuais ocultas são mais frequentemente cometidas contra meninos do que contra meninas.

Na origem de seus complexos, podem estar:

- uma educação em um ambiente familiar rígido em que a sexualidade é um tabu;
- por outro lado, um ambiente familiar com pouca proteção no que diz respeito à sexualidade, em que a exposição precoce ao comportamento sexual (piadas picantes, gestos ou atividades sexuais dos pais, pornografia etc.) e a falta de limites na intimidade sexual podem ter gerado vergonha, desconforto ou repulsa em relação à sexualidade.

VI O centro de aconselhamento EIDO, que oferece aconselhamento especializado em vários locais na França, proporciona apoio a agressores sexuais menores de idade e suas famílias, bem como às vítimas. No Brasil, há diversas iniciativas voltadas ao atendimento de adolescentes autores de violência sexual e suas famílias, com foco na responsabilização, prevenção da reincidência e apoio psicossocial, como o Centros de Referência Especializados de Assistência Social (CREAS), Rede de Atenção Psicossocial (RAPS) e Centros de Atenção Psicossocial (CAPS)(N. do E.).

Adolescentes que "parecem" não ter iniciado a vida sexual. É improvável que os adultos desconfiem de adolescentes "ingênuos", e podem confiar seus filhos a eles sem pensar no risco. Sem se tornar paranoico, pode ser útil ter essa categoria em mente quando seu filho estiver em contato com um adolescente ou jovem adulto (por exemplo, primo ou babá) que pareça tranquilizador devido à sua imaturidade sexual.

O que se pode fazer: se você tiver que confiar seu filho a um adolescente, escolha de preferência um que pareça estar bem ajustado e confortável em sua própria pele. Evite também situações em que seu filho ou seu adolescente esteja em conflito com um adolescente que você não conhece bem ou em quem não confia. Na dúvida, ouça a si mesmo e converse com outros adultos sensíveis a sua volta.

- Adolescentes que agridem adolescentes

Entre os adolescentes, quase 20% dos meninos e das meninas já cometeram violência sexual em seus relacionamentos amorosos. A violência sexual é, portanto, um fenômeno bastante comum na adolescência, e é importante conversar sobre ela com seu filho adolescente para evitar os riscos de ser vítima dessa violência ou de cometê-la.

Pesquisas realizadas no Brasil pelo Centro Latino-Americano de Estudos sobre Violência e Saúde Jorge Careli (CLAVES), da Escola Nacional de Saúde Pública/Fundação Oswaldo Cruz (ENSP/FIOCRUZ), indicam que uma parcela significativa de adolescentes já esteve envolvida em comportamentos de violência sexual dentro de seus relacionamentos amorosos. Um estudo conduzido entre 2007 e 2009, abrangendo 3.205 estudantes do 2º ano do ensino médio em dez capitais brasileiras, revelou que 32,3% dos adolescentes relataram ter vivenciado simultaneamente violência psicológica e sexual em seus relacionamentos. Além disso, 24,9% dos participantes relataram experiências concomitantes de violência psicológica, física e sexual (ASSIS et al., 2014).

Essas agressões sexuais a outros adolescentes são menos sigilosas do que no grupo anterior. Os adolescentes que agridem sexualmente outros adolescentes têm, em geral, outros problemas com delinquência, álcool, drogas e agressão. A violência sexual é usada para assustar, impressionar, intimidar ou dominar. Eles tendem a usar pornografia para sua educação sexual e a escolher sua vítima fora da família. Ao contrário dos agressores de crianças, esse é um problema mais amplo do que apenas uma questão sexual ou de autoestima. De modo geral, os pais desses adolescentes também precisam de ajuda, pois estão sobrecarregados em termos de educação.

Você sabia? Se você foi abusado sexualmente em um relacionamento quando era adolescente, a probabilidade de cometer violência sexual durante esse período é dez vezes maior.

Em ambos os grupos podemos ver que a prevenção da vitimização e a qualidade da educação sexual são fatores fundamentais para reduzir o risco de perpetração – proteger as crianças da violência sexual também significa resguardar e educar!

De modo geral, independentemente do tipo de vítima, os adolescentes têm uma taxa de reincidência menor do que os adultos e são mais receptivos ao tratamento, provavelmente porque estão passando por uma fase de transformações e ainda possuem grande plasticidade cerebral. Eles não devem ser considerados "eternos criminosos sexuais", mas adolescentes em crise, com problemas, precisando de ajuda, assim como suas famílias. Entretanto, a situação deve ser levada a sério e eles são responsáveis por suas ações.

O que eu posso fazer: se eu me deparar com uma revelação de violência sexual cometida por um adolescente, é imperativo encaminhar a criança vítima às autoridades (ligando para o Disque 100, conselho tutelar, registrando boletim de ocorrência nas Delegacias de Proteção à Criança e ao Adolescente [DPCA] ou denunciar a violência no aplicativo Proteja Brasil: ferramenta desenvolvida para facilitar denúncias e localizar serviços de proteção à infância) e incentivar os pais do adolescente a procurarem ajuda, para si e para o adolescente. Se a identidade da vítima for desconhecida, pode ser útil denunciar o adolescente agressor ao Disque 100, pois ele também pode precisar de ajuda.

Nunca minimize uma situação como essa ou fique sozinho e em silêncio por medo de "fazer barulho". Seu medo de "fazer barulho" e seu silêncio podem deixar outras crianças ou outros adolescentes, inclusive você, vulneráveis.

Também é importante incentivar os responsáveis pelo adolescente agressor a buscar ajuda especializada. Serviços como os Centros de Referência

Especializados de Assistência Social (CREAS) e os CAPS oferecem suporte psicológico e social para adolescentes em conflito com a lei.

- Meninas adolescentes que cometem violência sexual

De acordo com os estudos franceses disponíveis, um terço das mulheres agressoras sexuais são adolescentes. Estima-se que as adolescentes sejam responsáveis por 2% das agressões sexuais cometidas por adolescentes. A idade média de suas vítimas é de 11 ou 12 anos, podendo ser tanto meninos quanto meninas. A idade média dos agressores adolescentes é de 17 anos. Cerca de metade das meninas adolescentes que cometem violência sexual não o fazem sozinhas, mas em grupos de três, com pelo menos um menino como coautor. No caso de violência em grupo, quase 90% das vítimas são meninas, geralmente da mesma idade.

As pesquisas mostram que essas adolescentes estão em uma situação muito ruim: muitas vezes foram vítimas de violência sexual e física e de negligência durante a infância. Suas famílias também costumam estar em má situação: delinquência por parte de um membro da família, geralmente o pai ou o irmão, alcoolismo por parte de um dos pais etc. Essas adolescentes carregam consigo problemas psicológicos, dificuldades na escola e comportamento delinquente. Um terço delas usa drogas ou álcool. Ainda mais do que os adolescentes agressores, são adolescentes com problemas graves que precisam de ajuda, assim como suas famílias.

Como conclusão, em relação ao perfil dos agressores sexuais, sejam eles adolescentes ou adultos, homens ou mulheres, há três motivos principais para esse tipo de violência:

- um desejo de dominar e controlar a outra pessoa. Chamaremos esse tipo de "**dominador-controlador**". Isso geralmente ocorre quando têm pais ou padrastos incestuosos;
- um desejo de prejudicar, de causar danos, sustentado pela hostilidade e frequentemente associado a outras formas de violência (verbal, física), como no caso do assédio sexual na adolescência, por exemplo. Chamaremos esse tipo de "**hostil**";

- uma motivação sexual, sustentada por uma necessidade sexual e, muitas vezes, uma atração sexual pela ou pelo adolescente, geralmente com crenças em um relacionamento romântico com a vítima. Chamaremos esse tipo de "**pseudoamor**", embora deva ficar claro que não é amor, na medida em que a outra pessoa não é levada em consideração ou respeitada de forma alguma. Esse perfil é comum entre os agressores sexuais que se sentem atraídos por crianças ou adolescentes e organizaram suas vidas em torno de menores.

Essas três motivações podem estar presentes em diferentes proporções em um determinado agressor, mas um tipo costuma predominar. Estudar o *modus operandi* nos permitirá entender como essas motivações afetam a maneira como o agressor age e o que é útil identificar para proteger seu filho.

Reincidência

Reincidência significa ser condenado novamente após uma primeira condenação. A violência sexual denunciada aos tribunais na França representa cerca de 10% de toda a violência sexual; portanto, a taxa oficial de reincidência é muito menor do que a taxa "real" de reincidência.

- Sua avaliação da reincidência

Reserve alguns momentos para estimar, com base no que você sabe nesta etapa, qual é a porcentagem de reincidência de um agressor sexual de crianças em sua opinião? 100%? 75%? 25%? 10%? 1%?

Pesquisas criminológicas francesas demonstraram que nem todos os criminosos sexuais reincidem e que certos perfis de criminosos sexuais têm maior probabilidade de reincidir do que outros. Quinze anos após a condenação, um em cada quatro agressores sexuais terá sido condenado novamente. Isso é muito! Especialmente quando você considera que apenas 12% a 19% das agressões sexuais são denunciadas e apenas 10% a 17% das denúncias resultam na condenação do agressor. Os números oficiais de reincidência nos dão uma ideia provável quanto à periculosidade de determinados perfis, embora provavelmente subestimem muito o risco real.

Mais especificamente, no caso dos homens, esses estudos mostram que os infratores incestuosos nos tribunais reincidem menos (13% de novas condenações quinze anos após sua libertação) do que os infratores sexuais extrafamiliares (25% em média ao longo de quinze anos), mas também revelam que os infratores contra meninas reincidem menos (16% em média ao longo de quinze) do que os infratores contra meninos (35% ao longo de quinze anos). Ao que parece, os homens que agrediram sexualmente tanto meninas quanto meninos correm um risco especial de reincidência, assim como aqueles que nunca foram casados. Por outro lado, o risco de reincidência é reduzido pela metade após quinze anos ou no caso de passarem por cuidados especializados.

A reincidência é um fator de risco reconhecido. Um agressor sexual que já tenha reincidido é estatisticamente mais propenso a reincidir dentro de quinze anos após a libertação do que um agressor que reincidiu pela primeira vez. Os reincidentes estão entre os mais perigosos; portanto, as condenações anteriores devem ser levadas muito a sério a fim de evitar a reincidência, daí a utilidade do Arquivo Judicial Automatizado para Autores de Crimes Sexuais ou Violentos (FIJAISV).

O Arquivo Judicial Automatizado para Autores de Crimes Sexuais ou Violentos (FIJAISV)

O FIJAISV é um arquivo computadorizado mantido pelo Ministério da Justiça da França, que desde 2005 mantém um registro da maioria das pessoas acusadas ou condenadas por violência sexual (punível com pelo menos cinco anos de prisão, com algumas exceções) ou crimes violentos particularmente graves. O arquivo é mantido por vinte a trinta anos. As pessoas registradas no arquivo devem ir à polícia ou à gendarmaria uma ou duas vezes por ano, dependendo do caso, para comprovar seu endereço. Se não o fizerem, um alerta é acionado para localizar a pessoa em questão. Esse arquivo facilita as investigações ao identificar pessoas com histórico de condenações por violência sexual em uma área geográfica específica e ajuda a evitar reincidências. Ele pode ser consultado para fins de investigação, mas também para recrutamento pelas autoridades judiciais, polícia ou gendarmaria, prefeitos e departamentos governamentais, além de determinados agentes penitenciários.

No Brasil, não há estatísticas nacionais consolidadas que indiquem a taxa de reincidência específica para agressores sexuais. A subnotificação é um problema crítico no contexto da violência sexual no país. Estudos indicam que apenas 8,5% dos casos de estupro são reportados às autoridades policiais, e 4,2% são registrados nos sistemas de informação de saúde. Isso sugere que a grande maioria das agressões sexuais permanece oculta, dificultando a identificação de padrões de reincidência e a implementação de políticas públicas eficazes (Guimarães, 2022).

Lembre-se: nem todos os agressores sexuais têm a mesma probabilidade de reincidir. Os homens jovens, que agrediram meninos e que reincidiram, são os mais perigosos, principalmente se nunca foram casados. A periculosidade é maior nos primeiros anos após a liberação e diminui com o tempo, a idade e os cuidados especializados.

2
Como impedir o *modus operandi*?

Para evitar o *modus operandi*, você precisa saber quais são eles. Na violência sexual contra crianças, a agressão física é muito rara, por dois motivos: as crianças são fáceis de manipular e tendem a se submeter aos adultos, especialmente se tiverem sido educadas para serem obedientes; no perfil do "pseudoamor", os agressores sexuais de menores costumam dizer a si mesmos que a criança está apaixonada por eles: o uso da força não lhes permitiria mais acreditar nisso. O uso da força física acontece em menos de 1% da violência sexual cometida contra crianças e 1% da cometida contra adolescentes. É mais frequente quando a motivação é a hostilidade, mas mesmo quando a violência sexual é sustentada pela hostilidade ou dominação, a manipulação é geralmente o principal *modus operandi*, e esta costuma levar tempo para se instalar; portanto, podemos identificar os sinais e intervir a tempo.

Aqui, veremos como o agressor manipula a vítima para atingir seus objetivos. Para isso, observaremos como funciona o *domínio* dele sobre a criança, em que se baseia e como é construído, para que você possa **identificar e evitar** que um adulto construa esse tipo de relacionamento com seu filho ou com outra criança.

Mito n.º 5: A violência sexual contra crianças está associada à violência física.
FALSO!

MANIPULAÇÃO E CONTROLE

O que é dominação? Em *O livro da selva*, a cobra hipnotiza Mogli para impedi-lo de se defender, fugir e pedir ajuda. É uma lavagem cerebral gradual, uma forma de manipular a criança para atingir seus objetivos. Em geral, leva tempo para que o vínculo se estabeleça, o que significa que cuidadores, familiares, que estão bem cientes da situação, podem perceber os sinais preocupantes antes de a violência sexual acontecer. Cuidado, pois ela pode ser praticada contra a criança, mas muitas vezes também contra os pais!

A retenção é estabelecida de três maneiras complementares[I]:

Ultrapassando os limites

O agressor se aproxima gradualmente de sua futura vítima com um comportamento cada vez mais intrusivo. Isso permite que ele teste, à medida que avança, se a criança ou seus pais reagem ou não. Se eles não reagirem, ele então dá passos à frente e assim por diante. Isso pode começar com perguntas indiscretas, com o objetivo de obter confiança. Em seguida, há o desrespeito aos limites corporais: aproximar-se demais fisicamente, fazer cócegas ou tocar a criança quando não tem intimidade suficiente para isso, familiarizar-se demais com o corpo da criança, tocar "acidentalmente" as nádegas da criança, entrar no banheiro quanto ela o está usando ou quando está trocando de roupa etc. A falta de reação da criança e de seus pais indica que o golpe está funcionando, que eles admitiram e não sabem como se proteger.

Tornando você dependente

Um relacionamento controlador é aquele em que é muito difícil dizer não. Ele é favorecido quando há dependência financeira, emocional ou hierárquica, ou quando o agressor tem conhecimento de um segredo que seria perigoso

---

I De acordo com o relatório da Comissão Independente sobre Incesto e Violências Sexuais contra Crianças (CIIVISE), "os principais estágios da estratégia do agressor são os seguintes: ele escolhe a vítima por causa de sua vulnerabilidade; a isola; cria um clima de medo e incompreensão; age; reverte a culpa; desvaloriza a vítima; impõe silêncio; busca aliados; garante sua impunidade" (N. do A.).

revelar. O agressor pode tentar fazer favores, oferecer presentes ou tornar a família ou a criança dependente dele de alguma forma. O agressor tenta fazer as pessoas acreditarem que não poderiam viver sem ele.

Anulando a capacidade de julgamento

Tudo começa com elogios, pequenas atenções e gestos. O agressor tenta ser importante para a vítima e fazer que sua opinião conte. Isso prepara a criança para obedecer, fazer o que dá prazer ao agressor e se submeter às suas exigências por amor a ele, sem perceber que está sendo manipulada. O comportamento de um agressor pode consistir em pedidos por amor para si, cuja manipulação ele não percebe. Também pode consistir em um comportamento imprevisível e assustador, às vezes ameaçador, às vezes prazeroso. Esse comportamento assustador gera medo, o que incentiva a vítima a se submeter ou a poupar a outra pessoa para que ela não fique com raiva, seja impulsiva ou violenta. A chantagem emocional pode ter o mesmo efeito: "Você não quer ferir meus sentimentos, quer?".

Anular a capacidade de julgamento, uma vez que a violência sexual tenha ocorrido, também significa usar os termos errados para falar sobre esses atos: O agressor falará sobre "abraços, beijos, ternura, carícias, amor", dirá: "[...] É especial o que nós dois temos e devemos manter isso em segredo", "Eu sei que você gosta disso", "Todos os pais fazem isso", "Eu amo você" [...] Se a criança não tiver sido conscientizada sobre a existência da violência sexual, se não tiver sido alertada sobre o perigo de guardar segredo, se não souber que certos adultos podem ser manipuladores e mal-intencionados, ela corre um grande risco de acreditar em tudo o que o agressor diz e se submeter a isso sem protestar.

Alguns exemplos de direitos de passagem

Um de meus pacientes do grupo de agressores sexuais levava um grupo de adolescentes para a piscina todas as quartas-feiras e agredia alguns deles. Sem ele, esses adolescentes não poderiam ir à piscina. Para as vítimas, revelar a violência significava perder o passeio e correr o risco de alienar os outros adolescentes envolvidos. Como resultado, as agressões podiam durar meses. Como elas não eram sistemáticas, as vítimas sempre acreditavam que tudo tinha acabado, o que as levava a continuar em silêncio. Outro agressor se aproveitava das dificuldades financeiras de uma família para torná-la dependente dele em atividades importantes, como levar as crianças para as atividades extracurriculares (mesmo sem ter filhos); ele também lhes dava presentes. Outros pacientes meus se ofereceram para "ajudar" os vizinhos, tomando conta de seus filhos ou dando-lhes aulas noturnas gratuitas, ou até mesmo levando-os para viajar nas férias... Todos esses presentes e serviços alimentavam o sentimento de "dívida" e colocavam a família na posição de ter muito a perder caso revelasse a violência e pensasse em denunciá-la. Sem querer parecer muito cínico, esse comportamento, aparentemente gratuito e altruísta, que é regular e exige um certo investimento (tempo, energia, dinheiro, gasolina etc.), levanta a questão dos benefícios para a pessoa que presta o serviço. Outra pergunta que você deve se fazer é: "Se eu pudesse escolher, ainda confiaria meu filho a essa pessoa? Se não, que atitudes e características me fariam relutar em fazê-lo?". Alguns violadores sexuais tentam fazer que os jovens falem sobre sua sexualidade ou problemas familiares, obtêm fotos pessoais ou de nudez, fazem que cometam atos ilegais, tomem ou usem drogas etc. Tudo isso permite que o agressor não apenas se torne íntimo, mas também exerça pressão sobre a vítima. Superficialmente, ele assume o papel de protetor, o que criará ainda mais confusão quando agir, sobretudo porque o agressor geralmente continuará a desempenhar os dois papéis. Um dos meus pacientes agressores descobriu que o adolescente que ele estava violando havia cometido furtos e estava usando drogas, o que seus pais não sabiam. O adolescente tinha medo de que o agressor contasse a seus pais sobre as suas infrações se ele revelasse a violência que sofria.

Certos comportamentos podem evocar um sentimento de controle quando visam tornar a criança e/ou sua família dependentes: desempenhar o papel de membro da família, prestar serviços repetidamente, satisfazer as necessidades da criança (passeios, atenção, presentes etc.); tudo isso gera um sentimento de dívida.

Outros comportamentos que permitem a proximidade física ou até mesmo sexual são suspeitos ou até transgressores, como surpreender a criança enquanto ela se troca ou se lava, fazer cócegas "de brincadeira" nas partes íntimas da criança, brincar de médico, contar piadas sexuais ou incentivar o uso de drogas ou álcool, provocar a criança sobre seu desenvolvimento sexual, falar de forma grosseira sobre sexo sob o pretexto de estar educando sexualmente, mostrar imagens de sexo explícito à criança ou tirar fotos de crianças nuas, em roupas íntimas, trajes de banho ou roupas de dança etc.

Às vezes, o agressor usa segredo, vergonha, culpa ou ameaças para manter o controle sobre o relacionamento.

Como você pode ver, é fundamental saber identificar as estratégias usadas para estabelecer uma retenção. Aqui está uma situação que irá ajudá-lo na prática. Na situação a seguir, sugiro que você identifique os aspectos que devem alertá-lo sobre o possível estabelecimento de um relacionamento de controle.

- Situação proposta: identificar estratégias de manipulação

Yvon, 35 anos, se ofereceu aos vizinhos para dar aulas noturnas ao filho deles, Kaylan, de 11 anos, que estava com dificuldades em matemática. Kaylan foi à casa de Yvon no final da tarde para sua primeira aula. Tudo correu bem. Ficou combinado que ele voltaria uma vez por semana. Na segunda aula, Yvon conversa com Kaylan sobre sua vida de pré-adolescente e pergunta se ele tem uma namorada. No final da próxima aula, Yvon entra na internet com Kaylan para mostrar-lhe um vídeo de corrida de carros de que gostou. Na aula seguinte, Yvon, de roupão, vai para o quarto quando Kaylan chega. Ele leva alguns minutos para se trocar e, enquanto isso, conversa com Kaylan, deixando a porta do quarto entreaberta. Na aula seguinte, ele elogia Kaylan por seu progresso em matemática e diz que ele é muito inteligente. Depois, mostra a Kaylan alguns vídeos de carros em seu computador novamente. Yon convida a criança a se sentar em seu colo sob o pretexto de que não tem outra cadeira disponível. Ele finge que encontrou algumas imagens pornográficas e pergunta a Kaylan se ele já viu alguma. Na aula seguinte, ele toca Kaylan no mesmo contexto. Yvon diz a Kaylan que ele é um cara muito legal e lhe oferece dinheiro "para comprar o que quiser".

Vamos recapitular. Quais pontos aumentaram o risco de uma agressão?

- Cruzamento de limites: Yvon pergunta se Kaylan tem namorada (isso é invasivo); Yvon entra na internet para mostrar um vídeo (não é o momento); Yvon recebe Kaylan de roupão e depois troca de roupa com a porta aberta enquanto conversa com ele (isso é íntimo demais, quase exibicionismo); Yvon senta Kaylan em seu colo (essa proximidade física não tem lugar entre eles); Yvon mostra pornografia a Kaylan e pergunta se ele já viu alguma (ato sexual).

- Tornando-os dependentes: aulas dadas voluntariamente e com um compromisso regular; elogios; oferece dinheiro à criança.
- Entorpece as faculdades críticas: elogia; faz Kaylan se sentir bem, dá dinheiro a ele.

Alguns comportamentos, como dar dinheiro a Kaylan, apoiam duas formas de controle diferentes: esse é frequentemente o caso e é projetado para evitar que a vítima se manifeste.

Um relacionamento de grande dependência é aquele em que parece não ser mais possível dizer não, escapar do relacionamento e da violência. Mesmo que nem todas as situações em que haja risco de dominação levem à violência (sexual ou de outra natureza), pode ser útil identificar essas situações em sua vida atual e remediá-las na medida do possível, a fim de avançar para relacionamentos mais saudáveis e equitativos para você e sua família em geral.

Se você se encontra em um relacionamento controlador, reserve um tempo para lidar com isso: cuidar de seu filho é, antes de tudo, cuidar de si mesmo. Você é um modelo para ele, e aprender a se defender e se proteger terá um impacto positivo sobre seu filho. Não hesite em pedir ajuda: há serviços de aconselhamento e associações que podem ajudar você, mesmo que a situação pareça desesperadora. Não queira resolver sozinho.

Quando um adulto dá atenção a seu filho, observe a natureza dessa atenção: a grande diferença entre um agressor sexual de crianças e uma pessoa saudável é que essa última é atenciosa, ouve a criança, tenta sinceramente descobrir o que ela está sentindo, incentiva-a a falar e a levar isso em consideração. Ele não tenta extorquir confidências ou proximidade física da criança, nem a força a fazer nada. Já o agressor busca silenciar, impressionar, bajular ou humilhar a criança, além de inibir a expressão de suas emoções, pensamentos ou necessidades.

MODOS MAIS RAROS DE ATUAÇÃO

A violência

A violência é muito mais rara do que o controle psíquico; geralmente é perpetrada por um agressor impulsivo, que já apresenta problemas de agressividade em outras situações, e ocorre com mais frequência em contextos de violências pontuais. Em alguns casos, a agressão sexual violenta é cometida por um estranho. É uma boa ideia supervisionar de modo gradativo as viagens que seu filho faz sozinho, em uma idade apropriada, informando-o sobre o perigo e, se ele tiver um telefone, assegurando que saiba como pedir ajuda rapidamente (isso pode ser programado em seus "Favoritos"). No começo, é melhor que você viaje junto. Durante as saídas conjuntas, você pode ensinar seu filho adolescente a identificar locais perigosos, isolados ou dos quais é difícil escapar. Você também pode evitar pessoas que se comportam de forma suspeita (indivíduos desinibidos, alcoólatras ou viciados em drogas, por exemplo). Por fim, eles podem ser ensinados a chamar por ajuda com clareza (usando dramatização, por exemplo) porque, com muita frequência, quando alguém está gritando, sobretudo um adolescente, não sabemos se ele está se divertindo ou se está realmente em perigo.

A violência torna a agressão muito mais fácil de ser detectada de fora, e é por isso que ela raramente é usada por agressores próximos. Demonstrar interesse pelos pequenos ferimentos de seu filho, perguntando como ele se machucou, é uma forma de mostrar-lhe que seu corpo merece ser bem tratado e protegido. Isso também mostra às pessoas ao redor do seu filho que você está atento a esses sinais. E isso tem um efeito dissuasivo.

É mais provável que esse *modus operandi* seja usado pelo perfil hostil: é útil estar atento aos sinais de hostilidade, impaciência e intolerância em relação à criança (ciúme, o barulho que a criança faz, espaço que ocupa, a atenção dedicada a ela etc.) de uma forma mais geral.

A surpresa

A surpresa é um *modus operandi* que pode ser a agressão em si ou ocorrer com certas agressões pontuais, exibição sexual ou agressões na via pública ou no transporte público. Nesse caso, a criança ou o jovem saber que tais incidentes podem ocorrer tornará o fato menos surpreendente e poderá ajudá-lo a detectar e evitar pessoas suspeitas ou situações inseguras. Na região de Paris, há um número de telefone exclusivo para relatar situações de insegurança e obter ajuda. Mais uma vez, pode ser útil para os jovens que viajam de transporte público ter esse número pré-salvo em seu telefone (se tiverem um) como um de seus Favoritos.

Deve-se observar que a surpresa pode ser usada por todos os tipos de agressor: dominante-controlador, hostil ou pseudoamoroso.

Coerção ou ameaças

Às vezes, a coerção e/ou as ameaças são adicionadas à retenção, sendo que a ameaça geralmente está relacionada ao segredo a ser mantido e a consequências de revelar os fatos. O uso de coerção ou ameaças é raro fora de uma relação de controle: ocorre no caso de um ataque isolado por um estranho. Para evitar esse tipo de situação, aplicam-se as mesmas recomendações que para a prevenção de agressão violenta:

- evite sair sozinho;
- oriente o jovem sobre como agir em situações suspeitas ou comprovadas (e informe os números de emergência).

Esse *modus operandi* é mais comumente usado por perfis dominantes, controladores e hostis.

É necessário identificar o *modus operandi*, mas também é essencial saber como reagir se você identificar um comportamento potencialmente problemático.

Na próxima seção, vou sugerir uma estratégia simples, chamada **Nomear e Reformular**, e vamos praticar seu uso por meio de simulações de situações reais.

COMO FRUSTRAR O CONTROLE DE UM ADULTO QUE CUIDA DE SEU FILHO

Aconselho-o a evitar as tentativas de controle em duas etapas[II]: **nomear** o que está acontecendo e **reformular** a situação. Quando se trata de controle, você precisa manter as coisas calmas e não entrar em discussões. O mesmo se aplica a comportamentos que não respeitam os limites. Você deve nomear e reenquadrar – e pronto! Em seguida, mudar de assunto para evitar qualquer discussão ou tentativa de justificativa. Não se busca saber se o desrespeito aos limites foi intencional ou não, malicioso ou não. Isso não importa: a mensagem que você deve transmitir precisa ser clara: não se ultrapassam os limites com crianças.

Isso envolve reagir quando um adulto ultrapassa os limites, se ele(a) está particularmente interessado(a) em estar com seu filho, prefere ele a outros de forma incisiva, oferece presentes ou privilégios (como levá-lo para casa depois do treino esportivo, ficar com ele por mais tempo depois das aulas etc.), se busca ficar sozinho (a) com uma criança ou prefere estar com crianças em vez de adultos etc.

Por fim, 80% da violência sexual contra crianças ocorre em uma situação em que o agressor está sozinho com a criança: uma pessoa que procura criar oportunidades para ficar sozinha com seu filho é suspeita.

Vamos dar uma olhada em alguns exemplos. Comecemos com um caso simples, em que provavelmente não se trata de uma tentativa de controle ou de um risco de violência sexual, mas simplesmente de uma falha em respeitar os limites.

- Estudo de caso: um líder de atividades ligeiramente invasivo na escola

Certa noite, quando voltava da escola para casa, Bryan, de 8 anos, conta aos pais que uma monitora passa a mão em seu cabelo regularmente; é óbvio que de forma carinhosa, com palavras gentis como "pequeno pirralho". O problema

---

II Essas etapas são semelhantes às recomendações da associação norte-americana *Da escuridão para a luz* (N. do A.).

é que Bryan não gosta disso e não sabe como contar para a monitora. Ele tenta evitar isso, mas nem sempre consegue.

O que você faria?

- E se for uma monitora que você conhece porque a vê à tarde, na saída da creche?
- Se for uma monitora que você não conhece?

Você pode começar parabenizando Bryan por ter lhe contado sobre a situação. Pode ser útil perguntar a ele como reage a essa situação e avaliar onde está a capacidade dele de dizer não e de que ajuda ele precisa. Por exemplo, Bryan poderia contar que recuou a cabeça, mas que a monitora não deu atenção, ou, ao contrário, que ele não conseguiu reagir de forma alguma. É claro que o objetivo não é culpar a criança por não se proteger: isso seria contraproducente e poderia levá-la a não lhe contar mais nada sobre esse tipo de situação no futuro. Nesse caso, decerto é útil que você intervenha, mas a ideia é desenvolver gradualmente a capacidade da criança de protestar e expressar seu descontentamento por conta própria. Você pode, por exemplo, pensar com ela sobre como poderia reagir em uma situação como essa no futuro, imaginando frases ou comportamentos que possam ser apropriados. Você pode usar a dramatização com fantoches ou pequenos personagens, por exemplo. De novo, a ideia não é ensinar o que fazer (a criança pode se sentir culpada ou fracassar se não conseguir reagir), mas reconhecer que a situação é suficientemente difícil para justificar a prática e a reflexão conjunta sobre possíveis soluções para que não seja pega de surpresa mais uma vez. Com certeza, se a criança recusar esse jogo de treinamento, você não deve insistir.

Se você conhece a monitora, seria possível dizer-lhe que as ações dela, embora você entenda que são, sem dúvida, bem-intencionadas, estão fazendo que seu filho se sinta desconfortável? Ou, se você não a conhece, poderia entrar em contato com o gerente dela para discutir o problema e pedir um feedback? Lembre-se: você deve **nomear** os comportamentos que estão causando o problema ("Você passa a mão no cabelo do meu filho e diz, 'pirralho"), **reafirmar o limite** ("Não quero que você toque no meu filho sem pedir o consentimento dele ou diga palavras que o deixem desconfortável") e **seguir em frente**: não dê tempo para a monitora justificar o comportamento dela.

Tais justificativas são nulas e sem efeito: o comportamento dela, independentemente das intenções, está perturbando o seu filho. Ponto.

Esse tipo de intervenção é interessante porque mostra a todos os presentes que você leva a sério os comentários do seu filho e não tem medo de defendê-lo. Ao mesmo tempo, você não faz uma tempestade em copo d'água, não insinua más intenções por parte de ninguém.

Em seguida, é importante manter seu filho informado e incentivá-lo a relatar-lhe qualquer novo incidente, para que ele veja que você levou a sério as palavras e o desconforto dele e que pode contar com você.

Você teria medo de "fazer barulho", de ser visto como um "chato"? Como você pode se preparar para esse tipo de situação e melhorar o seu lado caso se sinta desconfortável com essas intervenções?

- Situação: um adulto com intenções provavelmente maliciosas com uma criança

Lyna, 7 anos, está tendo aulas particulares para aprender a nadar. Em casa, ela diz que o professor de natação veio ajudá-la a se trocar nos vestiários após a aula. Quando você pergunta a Lyna o que aconteceu depois, ela diz que foi só isso. Lyna já sabe como tirar o maiô sozinha há muito tempo; portanto, não precisa de ajuda. Como você vai reagir? Dependendo de como se sentem em relação a isso, os pais de Lyna podem decidir interromper as aulas ou podem optar por estar presentes nos vestiários antes e depois da aula, por exemplo. Contudo, em qualquer caso, o que você diz ao professor de natação?

Nominar: "Você ajudou minha filha a se trocar". *Recado:* "Lyna tem 7 anos e não precisa de ajuda no vestiário. Não quero que ninguém a ajude a se trocar". Os pais de Lyna também podem relatar esse comportamento à gerência da escola, especialmente se ajudar uma criança dessa idade nos vestiários não for um comportamento comum nessa piscina (e não deve ser).

COMO DETECTAR QUE SEU FILHO ESTÁ SOB CONTROLE

Ausências inexplicáveis da escola ou de determinadas atividades, cansaço extremo, um relacionamento anormal e próximo com outra pessoa, especialmente se for um adulto ou um adolescente mais velho, mudanças repentinas de humor, dinheiro ou presentes de origem desconhecida (um novo telefone, brinquedos etc.), longos períodos no telefone ou nas redes sociais ou comportamento muito reservado nesse sentido... Todos esses comportamentos devem alertá-lo e levá-lo a abordar seu filho para descobrir o que está havendo. Procure se aproximar de seu filho para descobrir o que está acontecendo. É importante que você não seja intrusivo ou ameaçador, mas que compartilhe sua preocupação: seu filho precisa sentir que, independentemente do que tenha feito, ele terá seu apoio em vez de ser julgado, rejeitado ou punido. Para que seu filho converse com você, ele precisa confiar em você e não temer as consequências.

O que posso fazer: identificar as tentativas de desrespeito aos limites, seja em relação a você ou ao seu filho. Se ele for um adolescente, explique-lhe o fenômeno do controle e os fatores de risco, e incentive-o a denunciar qualquer pessoa que tente testar os limites ou embotar sua capacidade crítica. Você também pode *nomear* e envergonhar a pessoa em questão (sem acusá-la de querer abusar sexualmente de seu filho, é claro!) para desencorajá-la a continuar e facilitar as coisas para seu filho.

Um bom relacionamento com seu filho, sobretudo na adolescência, com boa comunicação, aumenta as chances de protegê-lo de ser dominado. Obviamente, não se trata de deixar de confiar em ninguém ou de incentivar seu filho a confiar apenas em você: trata-se de construir gradualmente a confiança de uma forma consciente para interromper riscos que você e seu filho adolescente estão correndo e, na medida do possível, permitir que ele escolha e se retire de um relacionamento, se o namoro se tornar problemático.

3
Protegendo-o contra os riscos

Os riscos não são os mesmos em diferentes estágios da infância: enquanto uma criança com menos de 3 anos de idade está em contato principalmente com familiares e amigos próximos, um adolescente está começando a contatar outras famílias e colegas, em situações de mais intimidade do que antes, e está mais exposto aos riscos associados à internet. Em uma pesquisa francesa do Instituto Nacional de Educação a Distância (INED), quatro em cada cinco mulheres e três em cada quatro homens que sofreram abuso sexual quando crianças foram abusados sexualmente por um membro da família, um parente próximo, um amigo ou alguém que trabalha com crianças. Em outras palavras, pessoas comuns conhecidas pela grande maioria das crianças e seus pais. Na maioria das vezes, o agressor sexual da criança é conhecido dos pais!

Portanto, analisaremos os riscos por faixa etária , depois examinaremos os diferentes tipos de situações de risco (dentro da família, em atividades de lazer, relacionamentos românticos, pela internet etc.) e, por fim, os fatores de risco (ligados à situação familiar ou a outras características da criança), para que você tenha uma visão clara de cada idade e situação.

A leitura desta seção pode fazer que você se sinta um pouco "paranoico". Isso é normal, pois geralmente passamos de uma percepção ruim do risco a ver o perigo em todos os lugares antes de alcançarmos uma capacidade melhor de identificar os riscos. Em primeiro lugar, é melhor compartilhar suas dúvidas com amigos e familiares de confiança que, se ainda não estiverem totalmente cientes, podem minimizar o risco, mas que podem ajudar você a ver menos maldade em todos os lugares. O risco de se tornar "temporariamente paranoico" é provavelmente maior se você mesmo tiver sido vítima de violência sexual. Tenha cuidado: suspeitar constantemente das pessoas de forma errada (e muito menos acusá-las!) também pode ser muito ruim para o seu filho.

QUAIS SÃO OS RISCOS E EM QUAL IDADE?

Primeira infância (0 a 4 anos)

Esse período da vida nunca é mencionado quando se trata de violência sexual. No entanto, 8% das vítimas do sexo feminino foram abusadas sexualmente nessa idade, e 5% das vítimas do sexo masculino, ou seja, cerca de 450.000 pessoas na França. Ainda mais preocupante: as reclamações de violência sexual cometida por um membro da família contra uma criança com menos de 5 anos de idade representam mais da metade de todas as reclamações de incesto contra menores registradas pelo Ministério Interior francês! As crianças com 1 ano de idade ou menos são as mais afetadas (75% de reclamações contra um membro da família por violência sexual em crianças menores de 5 anos)[I].

No Brasil, dados coletados pelo Sistema de Informação de Agravos de Notificação (SINAN) entre 2011 e 2017 e compilados em um relatório da Childhood Brasil em 2020 e do 16º Anuário Brasileiro de Segurança Pública de 2022, indicam que 1 em cada 6 (15,5%) das vítimas de violência sexual notificadas entre 2011 e 2017 tinham entre 0 e 4 anos de idade. Entre as vítimas de 0 a 4 anos: 65,7% eram meninas e 34,3% eram meninos.

Mito n.º 6: "Crianças pequenas e bebês raramente são vítimas de violência sexual".
FALSO!

I De acordo com dados fornecidos ao Observatoire National de la Délinquance et des Réponses Pénales (Observatório Nacional da Delinquência e das Respostas Penais) (dezembro de 2020).

Muitas pessoas acham que nada é lembrado nos primeiros anos de vida, porque não há memória disso. Essa crença pode incentivar alguns agressores a pensar que uma criança pequena não guardará nenhum vestígio da violência e que, portanto, ela não tem nenhuma consequência. Na verdade, as pesquisas mostram que as crianças que sofreram agressão sexual apresentam sintomas tão dolorosos e intrusivos quanto os das vítimas mais velhas, mesmo que não se lembrem da agressão: fobias, ansiedade, distúrbios do sono, pesadelos, problemas de comportamento, enurese, encoprese etc. Esses problemas são difíceis de tratar porque a criança nem sempre sabe a causa ou se lembra conscientemente deles, enquanto o corpo se lembra deles e mostra sinais de sofrimento que podem parecer incompreensíveis.

Mito n.º 7: "As crianças pequenas não guardam nenhum vestígio da violência que sofrem porque não se lembram dela".
FALSO! O sistema nervoso e a memória estão operacionais desde o final da gravidez, e as sensações iniciais são armazenadas no corpo devido ao estresse que geram.

O que posso fazer: muitas vezes nos sentimos impotentes em proteger essa faixa etária, embora existam ferramentas para promovermos ajuda! Lembre-se de que a maior parte da violência sexual sofrida nessa idade é cometida por alguém próximo a você, geralmente um membro da família. Analisamos os diferentes tipos de agressores, o que deve ajudá-lo a saber o que procurar nas pessoas próximas ao seu filho: a pessoa é controladora ou precisa dominar? Ela é hostil, agressiva, impaciente quando a criança chora ou não reage como ela gostaria? A atração da pessoa pela criança é adulta ou mais infantil? Essa pessoa é infeliz em sua própria pele, complexa, está em crise na vida, deprimida, alcoólatra?

Se você confia nas pessoas a quem confia seu filho e elas não têm nenhum problema de saúde mental ou de relacionamento significativo, é provável que seu filho esteja seguro.

Nos programas de prevenção voltados para essa faixa etária, o objetivo é mostrar, desde a mais tenra idade, como os corpos das crianças – seus próprios corpos e os dos outros – devem ser tratados. Desde muito cedo, as crianças aprendem como se comportar em relação ao próprio corpo e ao corpo dos outros, com base nas relações que observam e na maneira como se sentem tratadas. Portanto, ele aprenderá com a sensibilidade com que você toca o corpo e as partes íntimas dele (por exemplo, durante a troca de fraldas ou o banho). Ele também aprenderá com o que observa em seus relacionamentos (como os sinais de afeto que você demonstra ao seu parceiro). No Canadá, a Marie-Vincent Foundation dá ideias de coisas que uma criança pode aprender[II]:

Nomeie corretamente as partes da anatomia da criança, inclusive suas partes íntimas, interesse-se pelo que ela diz ou fala (dependendo da idade) e responda às suas perguntas, incentive as brincadeiras entre meninas e meninos, mostre à criança como deve se lavar, mencionando que certas partes do corpo são íntimas, deixe-a escolher quem ela acaricia ou beija (não importa quem pergunte), ajude-a a identificar e expressar suas emoções, feche a porta quando você estiver se trocando... Há livros disponíveis para aumentar a conscientização sobre igualdade de gênero e consentimento (você encontrará referências na seção de dicas e recursos no final do livro). Lembre-se de compartilhar esses documentos e informações com os responsáveis por seu filho.

Mais uma vez, se você souber que alguém esteve envolvido em violência sexual (julgada ou não) ou se achar que alguém que você conhece não respeita limites, especialmente limites físicos, não confie seu filho a essa pessoa. Mesmo que seja sua avó ou seu avô, ou outra pessoa que você ame. Seu filho é vulnerável e dependente de você, e deve estar em primeiro lugar.

- Cenário: minha sogra se comporta de forma inadequada

Sophie, a sogra de Ophélie, está cuidando do filho de 9 meses de Ophélie; Sophie está trocando-o quando Ophélie chega do trabalho. Ela conversa com o bebê no trocador e lhe dá beijinhos para fazê-lo rir. Em um determinado momento, Sophie o beija logo acima do osso púbico (sem a fralda), dizendo "gouzi gouzi". Ophélie observa a reação do bebê, sentindo-se desconfortável

---

II Veja o vídeo L'éducation à la sexualité chez les tout-petits, no canal "fondationmv" no YouTube.

quando Sophie roça os genitais do filho. O que ela pode dizer? Como ela pode lidar com o comportamento da sogra (que a está ajudando a cuidar do bebê) com tato e firmeza? O que você faria no lugar de Ophélie e como?

Lembre-se: *nomeie* (o comportamento que está causando o problema), *reformule* (diga o limite) e pronto! Você pode praticar a formulação de frases em voz alta para descobrir a melhor maneira de dizer as coisas, como se fosse sua própria mãe ou sogra, por exemplo.

Poderia ser: "Você lhe dá beijos e carícias bem perto do sexo dele, sem a fralda. Não quero que ninguém toque nas partes íntimas do meu filho, exceto quando ele estiver sendo higienizado durante a troca de fraldas". Então, mude de assunto.

Aprender a respeitar o corpo e o consentimento também significa fazer que a criança o respeite em relação a outras crianças, especialmente os irmãos, e em relação ao seu próprio corpo como pai ou mãe. Pode ser interessante transmitir a ideia de que todos têm uma bolha particular em torno do corpo, em maior ou menor grau, dependendo da pessoa e do momento, e que ela merece ser respeitada. Por exemplo, se seu filho, mesmo que pequeno, "subir" em você quando não for o momento certo para isso, é importante avisá-lo com delicadeza, mas com firmeza. Ou se ele subir no seu colo e machucá-la ou tocar seus órgãos genitais ou seios involuntariamente, é importante informá-lo – de maneira apropriada para a idade, é claro – que ele também precisa ter cuidado com o seu corpo e que há lugares que não deve tocar. Isso lhe permite mostrar como ele deve comunicar isso aos outros. Se ele se interpõe fisicamente entre você e outra pessoa durante uma conversa, ou toca o seu rosto de um jeito que você não gosta, mais uma vez, fazê-lo entender isso com gentileza dá a ele a experiência de ouvir um "não" e lhe oferece um modelo de como agir em situações semelhantes.

- Estudo de caso: recrutamento de uma babá

Você chega à casa da babá no dia da entrevista e uma das crianças que ela cuida atualmente, de 2 anos e meio, está no penico no meio da sala de estar. O que você poderia dizer ou perguntar sobre isso para descobrir como essa babá leva em conta a privacidade dos pequenos que ela cuida? (Vocês são estranhos, e ela deixa um no penico na área comum mesmo depois de você ter chegado!) Atenção, trata-se de uma situação de alerta: a intimidade dessa criança não está sendo respeitada.

Quando você tiver uma consulta com uma possível babá para o seu bebê, vá com outro adulto de confiança que conheça bem o seu bebê, se possível, para que um possa observar enquanto o outro conversa, por exemplo. Você tem o direito de saber quem estará com o seu bebê na casa da babá: as outras crianças que ela cuida, é claro, mas também o parceiro dela ou seus próprios filhos, que podem ser mais velhos[III]. Não hesite em pedir para conhecê-los, para ver se gostam de bebês e crianças pequenas (você também pode se inspirar nos exemplos de perguntas da página 41 ao recrutar babás), e para descobrir se é provável que fiquem sozinhos com seu bebê de vez em quando (isso não deve acontecer, mas pode valer a pena perguntar), e assim por diante. Tal atitude fornecerá a você um pouco mais de material para conhecer o ambiente da babá e tomar sua decisão.

No caso de uma creche, você pode perguntar se a equipe é treinada em bons-tratos e na prevenção de agressões, e descobrir o que isso significa na prática diariamente.

Não hesite em apontar as coisas que seu filho já sabe fazer sozinho, como se lavar, enxugar, vestir ou despir.

Crianças em idade elementar (5 a 10 anos)

Na França, 3% dos cidadãos foram vítimas de violência sexual entre 6 e 10 anos de idade. Um terço das vítimas infantis está nessa faixa etária. Esse é o período em que as meninas estão em maior risco e, nessa idade, os agressores são, na maioria das vezes, membros da família ou amigos próximos[IV].

No Brasil, segundo o 16º Anuário Brasileiro de Segurança Pública de 2022, 21,9% das crianças com faixa etária de 5 a 9 anos sofreram violência sexual.

Nesse período, você estará confiando seu filho a outras pessoas com cada vez mais frequência: certifique-se de dizer a elas as regras. Por exemplo, nada de tocar na área do traje de banho, nada de tocar sem pedir o consentimento

III De acordo com o relatório da CIIVISE, maridos e filhos de babás são responsáveis por 6% dos casos de violência sexual praticada por um parente de fora da família.
IV De acordo com estudo do INED, realizado em 2023 (N. do A.).

da criança, nada de outras pessoas com a criança além das que você indicou, a criança deve permanecer sob a supervisão constante de um adulto (nada de irmã ou irmão mais velho sem o seu conhecimento e consentimento, por exemplo).

Se seu filho for dormir fora de casa, descubra se precisa de ajuda para se lavar ou ir ao banheiro e quem pode tocá-lo para fazer isso (dependendo da idade), pergunte onde e com quem ele dormirá etc. Você tem medo de parecer paranoico? Explique que seu filho está acostumado com esse funcionamento, que essas regras fazem que ele se sinta seguro (se você não confiasse nessas pessoas, não confiaria seu filho a elas) e que é melhor que eles saibam como seu filho espera que se comportem com ele. Nas primeiras vezes, faça uma breve ligação telefônica à noite para garantir que seu filho está se sentindo seguro e esteja disponível para buscá-lo, se necessário.

- Estudo de caso: escolhendo uma babá

Em primeiro lugar, se durante a entrevista de emprego o candidato disser algo que o faça pensar ou que pareça um pouco inadequado, você deve se perguntar: "Qual é o objetivo?". De modo geral, os candidatos tentam se apresentar da melhor forma possível; portanto, se algo fez você "desconfiar", é porque escapou ao controle deles. É provável que isso se manifeste de maneira ainda mais evidente na realidade, especialmente na sua ausência.

Por exemplo, se você experimentou uma atividade ou compartilhou um tempo com a criança em sua presença e notou que o candidato não parece realmente ouvir seu filho ou o força a obedecê-lo, ou que ele ficou impaciente... Todos esses sinais devem alertá-lo e fazer que você se pergunte sobre a sensibilidade dessa pessoa em relação ao seu filho (de uma forma mais geral, não apenas em relação ao risco de violência sexual). Essa pessoa seria uma boa defensora do seu filho em uma situação difícil? Se o seu filho tiver idade suficiente para dar sua opinião, é obviamente importante levar em conta o quanto ele se sente confortável com a pessoa em questão e, se ele for mais novo, você pode observar se, em termos não verbais, seu filho parece confortável, relaxado ou não na presença da pessoa. Tomar a decisão em conjunto com outro adulto que conheça bem seu filho é, obviamente, o ideal, sobretudo se a babá for regular.

Em segundo lugar, os pesquisadores desenvolveram uma série de perguntas relevantes e potencialmente eficazes para identificar pessoas em risco de violar sexualmente de uma criança, em especial para avaliar a "congruência emocional com crianças":

- Você se sente mais próximo das crianças do que dos adultos?
- Diverte-se mais com crianças do que com adultos?
- Você se sente como uma criança quando está perto de crianças?
- Gostaria de nunca crescer e continuar sendo uma criança? Ou de voltar a ser uma criança?
- Você gosta de passear em uma loja de brinquedos?
- Tem algum amigo que seja uma criança?

As pessoas que sentem atração anormal por crianças geralmente têm dificuldade de se relacionar com adultos, podem dizer que já foram apaixonadas por uma criança ou que têm dificuldade de se comportar como alguém de sua idade (e são acusadas de serem imaturas pelas pessoas ao seu redor). Esses últimos pontos, embora possam ser objeto de sua observação, são, no entanto, perguntas difíceis de fazer nesse contexto!

Você também pode confrontar a pessoa com situações imaginárias: "E se uma criança de quem você cuida fizesse... o que você faria?" Isso permitirá que você veja como o candidato fala sobre essas situações e se ele tem boas habilidades de resolução de problemas. Exemplos possíveis: "E se uma criança pequena mostrasse a você seus órgãos genitais? E se ele tocasse seu peito? E se seu filho foi ao parque para ver outro adulto? E se ele pedir para entrar na internet e disser que você concorda, mas que você não disse nada a ele sobre isso? E se ele quiser jogar no celular da babá", e assim por diante. Você pode, é claro, integrar essas perguntas com outras perguntas de segurança não sexuais, como: "O que você faria se meu filho quebrasse um copo e houvesse vidro no chão? O que você faria se meu filho tivesse uma hemorragia nasal? O que você faria se ele caísse da escada?".

Além disso, é útil verificar o que os candidatos disseram (experiência anterior, recomendações etc.). Uma pergunta a ser feita aos empregadores anteriores seria: "Há algum aspecto que você considere preocupante ou que eu precise saber se essa pessoa for cuidar do meu filho? Quais foram os pontos positivos e negativos dessa pessoa? Como ela é quando tem dias ruins?"

Se decidir contratar essa pessoa, você pode dar a ela as regras que gostaria que seguisse no trabalho com seu filho, especialmente no caso de uma situação delicada. Detalhe os comportamentos que você deseja e os que são proibidos, sobretudo em relação ao corpo e à intimidade de seu filho, mas também de um ponto de vista educacional mais geral você não deve se concentrar no risco de violência sexual e esquecer todo o resto! Você também pode dizer que seu filho está ciente dessas regras e informado sobre violência sexual. Isso não significa desconfiar da babá, mas avisá-la de que seu filho espera certas precauções com relação ao corpo e à privacidade. Por fim, como regra geral, chegar em casa inesperadamente, antes do horário agendado, pode lhe fornecer informações sobre a atmosfera entre seu filho e a pessoa que cuida dele quando você não está presente – de novo, para tranquilizá-lo no geral, não especificamente por medo de violência sexual.

Por fim, sem se tornar paranoico, se já houve um histórico de violência sexual em sua família, ela corre mais risco do que outra: fique atento e ouse perguntar a si mesmo quem pode oferecer risco (inclusive menores) para garantir que seu filho não fique sozinho com eles ou confiado aos cuidados deles. Fique atento aos sinais de desconfiança ou desconforto que você tem em relação a determinadas pessoas, mesmo que não possa justificá-los racionalmente.

Adolescência (11 a 18 anos)

A adolescência é o período de maior risco de violência sexual fora da família: quase metade de todas as vítimas francesas de violência sexual fora da família tem entre 10 e 19 anos de idade. É durante a adolescência que mais de 50% das meninas e mais de 60% dos meninos sofrem violência sexual. Mais especificamente, a faixa etária de 11 a 14 anos é o período em que os meninos correm mais risco de sofrer violência sexual. Portanto, é particularmente importante que você fique atento durante esse período, mantenha a comunicação com seu jovem adolescente e esteja disponível para ele se precisar, mesmo que ele comece gradualmente a passar menos tempo com os pais.

No Brasil, segundo o 16º Anuário Brasileiro de Segurança Pública de 2022, a maior incidência de violência sexual notificada ocorre na faixa de 10 a 14 anos, sendo 41,4% dos casos.

Falta de conscientização sobre a violência sexual sofrida por meninos e homens

De acordo com um estudo do instituto francês INED publicado em 2023, mais de 5% dos homens pesquisados disseram ter sido vítimas de violência sexual antes dos 18 anos de idade. No entanto, supõe-se que os entrevistados nem sempre revelam que foram vítimas e que esse fenômeno é ainda mais acentuado entre os homens. Esse número é, portanto, uma estimativa baixa (por outro lado, muito poucas pessoas afirmam ter sido vítimas quando não o foram).

Algumas vítimas não se lembram dos eventos (por exemplo, devido à amnésia traumática ou quando a vítima está intoxicada) ou duvidam de que isso realmente aconteceu (amnésia parcial e dúvida são sintomas comuns que ajudam a aliviar a dor associada à agressão e podem durar décadas). Outras vítimas não identificam o incidente como agressão sexual ou estupro e atribuem erroneamente a culpa a si mesmas ("a culpa é minha, eu não disse não", "eu não deveria ter bebido tanto" ou "eu estava sexualmente excitado, então devo ter concordado").

Com os homens, em particular, o estereótipo "agressor masculino – vítima feminina", muitas vezes parece impedir que o menino, a vítima, identifique o que está vivenciando como agressão. Muitos homens que conheci que haviam sido agredidos por uma mulher quando criança falavam (pelo menos no início da terapia!) da situação como uma "iniciação sexual". Para alguns, isso lhes deu uma imagem menos degradada de si, como se ser vítima fosse particularmente humilhante para um homem, e ainda mais para uma mulher.

A presença de uma ereção também é uma fonte de confusão: o fato de o agressor poder gerar excitação sexual física não significa que a criança ou o adolescente (ou mesmo o adulto) esteja consentindo, o que é muito complicado para a vítima entender, principalmente no caso de meninos, em que a excitação sexual é mais visível. Essas situações são ainda mais traumáticas porque a vítima pode se sentir traída por seu próprio corpo.

Na adolescência, o risco aumenta por vários motivos. O adolescente se torna emancipado e é exposto a novas situações, mas seu cérebro julga mal o perigo. Eles também estão cercados por outros adolescentes que agem da mesma forma. Eles estão em busca de suas primeiras emoções sexuais, enquanto ainda são inábeis em seus relacionamentos com os outros: estão aprendendo gradualmente a seduzir e, portanto, a pedir e a dizer não ao amor; em um momento em que se encaixar em um grupo, o olhar dos outros, as dificuldades em gerenciar suas emoções e a impulsividade são os principais desafios. Um terço da violência sexual na adolescência é cometida por outro adolescente. Para simplificar: quando você é um adolescente, você é inábil em seus relacionamentos, está aprendendo e está interessado em sexo, mas é mais impulsivo e menos capaz de avaliar o risco do que um adulto; e, além disso, você está cercado por outros adolescentes na mesma situação. Mas não devemos banalizar a agressão sexual: é um ato sério, não um simples "deslize", mesmo na adolescência. As características da adolescência apenas aumentam o risco de você agir e ser vítima.

Além disso, vários adultos podem se sentir sexualmente atraídos por adolescentes devido à semelhança entre o corpo pubescente de um adolescente e o de um jovem adulto, que é idealizado em nossa sociedade. O "juvenilismo" e a sexualização dos corpos dos adolescentes são fatores que exacerbam o risco, pois aumentam a confusão adolescente/adulto, enquanto o adolescente não tem a maturidade do adulto em termos de relacionamentos e sexualidade (capacidade de dizer não, de expressar seu desejo, de saber realmente o que quer sem se preocupar com o olhar do outro...).

Na adolescência, também há um aumento significativo do assédio sexual em suas diversas formas, o que parece ser um verdadeiro flagelo nesse período: Na França duas em cada três meninas e um em cada cinco meninos, com idades entre 12 e 17 anos, já sofreram assédio sexual; quase três em cada quatro meninas e dois em cada cinco meninos foram submetidos a comentários degradantes; quase cinco em cada seis meninas dizem que foram submetidas a olhares sexuais, que quase sempre as deixavam desconfortáveis; e quase três em cada cinco meninas dizem que foram tocadas ou agarradas de forma sexual sem seu consentimento. Parece haver uma continuidade entre assédio sexual e agressão sexual, e é por isso que é tão importante conversar com seu filho adolescente sobre assédio.

No Brasil, não há estatísticas nacionais consolidadas que indiquem a taxa de assédio sexual na faixa etária da adolescência. O indicador utilizado é apenas de **estupro de vulnerável**, que para esta faixa (10 a 13 anos), 55,8% das vítimas são meninas e 15,5% são meninos.

Há três contextos em que o assédio sexual pode ocorrer na adolescência:

- Na rua, especialmente porque é mais provável que os adolescentes saiam de casa sem um adulto: receber buzinadas, ser fotografado ou filmado, ser alvo de comentários sexuais, de olhares inadequados ou insistentes, de assobios...
- Em relacionamentos com pessoas conhecidas, sobretudo na escola: ser vítima de pedidos ou comentários sexuais repetidamente, insultos sexuais, boatos, ameaças ou pressão para realizar atos sexuais furtivos durante jogos ou atividades esportivas. Mais de quatro em cada cinco meninas e um em cada quatro meninos consideram o assédio sexual um problema em sua escola. Ao que parece, na adolescência, o assédio sexual tem muito mais probabilidade de ser dirigido a pessoas do mesmo sexo do que a agressão sexual, que tem mais probabilidade de ser dirigida ao sexo oposto. Em todos os casos, é útil incentivar o adolescente a revelar os fatos a um adulto, se possível imediatamente (professor, equipe educacional ou administrativa, enfermeira etc.), mesmo que eles digam respeito a outro adolescente. Os adolescentes LGBTQIAPN+ e as meninas correm mais risco de sofrer assédio sexual na adolescência. O *site* francês https://e-enfance.org/ pede que as crianças respondam a uma série de perguntas para avaliar a extensão da situação. Na internet, o *bullying* escolar às vezes continua, sem dar trégua à vítima. Isso pode ocorrer das seguintes formas: solicitações repetidas de "nudes" (fotos com nudez), insultos, rumores sexuais, montagens de fotos ou comentários degradantes etc. Mais uma vez, conversar sobre isso com seu filho adolescente vai ajudá-lo a se preparar para reagir nessas situações, sejam elas direcionadas diretamente a ele ou testemunhadas por ele, ou mesmo se seu filho quiser cometê-las. É importante que ele saiba que pode conversar com você sobre isso. Os adolescentes também devem ser orientados a manter um registro de todas as trocas de mensagens de assédio, mesmo que se sintam tentados a excluí-las para esquecê-las. Existem plataformas específicas para manter registros confiáveis e evitar ser acusado de falsificá-los[V]. Mais uma vez, conversar com seu filho é útil, pois na França apenas 10% das vítimas de *cyberbullying* contam aos pais.

V Por exemplo, esta página do *site* feminista contra o *cyberbullying*: https://www.vscyberh.org/que-faire-en-cas-de-cyber-harcelement (N. do A.)

Você sabia: O assédio sexual por colegas na adolescência está associado ao aumento do consumo de tabaco e álcool pela vítima.

O que posso fazer: Como sempre, discuta o assunto com antecedência e incentive o jovem a conversar com um adulto de confiança se ele ou um amigo for vítima de violência sexual. Isso pode envolver o fornecimento de informações sobre assédio nas ruas antes de eles saírem sozinhos pela primeira vez e ensiná-los a evitar áreas isoladas; e se a criança ou o jovem tiver um telefone celular, registre nele os números de emergência usuais e os da delegacia de polícia local. Ensine-os a gritar uma mensagem explícita se se sentirem em perigo, como "Este homem está me perseguindo, ajude-me!", e a entrar em uma loja se estiverem sendo seguidos por alguém que os esteja assediando na rua.

Quando se trata de assédio em relacionamentos, é obviamente essencial que a criança ou o adolescente seja exposto a relacionamentos respeitosos dentro da família: consigo mesmo, entre os pais, entre irmãos, por exemplo. Lembre-se de que as crianças aprendem essencialmente por imitação e, se você e seu parceiro têm o hábito de xingar um ao outro em uma discussão, é provável que isso se reflita no comportamento de seu filho, quer ele lance ou receba insultos, dentro ou fora da família. Portanto, é necessário que você resolva seus próprios problemas de violência verbal e até mesmo de assédio sexual dentro da família, se houver algum. Não hesite em procurar a ajuda de um profissional (mediador, terapeuta individual ou de casal etc.). Não é vergonha nenhuma precisar de ajuda, especialmente se for para proporcionar um ambiente mais calmo para seu filho!

Evitar o assédio na internet obviamente envolve a conscientização sobre os riscos do uso da internet e das redes sociais: fique tranquilo, pois há muitos recursos para os pais (para obter mais detalhes, consulte a seção sobre os riscos da internet, na página 64).

A adolescência é uma idade especial, quando os riscos são mais variados e quando os próprios adolescentes podem representar um risco para os outros. Ter proporcionado educação sexual respeitosa e começado a estabelecer bons hábitos de comunicação e respeito ao consentimento antes desse período facilitará as coisas para o seu adolescente, especialmente se você mantiver o diálogo aberto. Se for difícil, considere pedir ajuda ao seu médico, ao pediatra do seu filho adolescente ou a um psiquiatra. Você pode procurar ajuda sozinho, com o seu parceiro ou com seu filho adolescente, dependendo do que for necessário. Às vezes, as experiências difíceis pelas quais você mesmo passou na adolescência ou a falta de educação sexual que sofreu podem atrapalhar a comunicação com seu filho adolescente. Falar sobre isso para desemaranhar os fios do passado pode realmente ajudá-lo a se sentir mais à vontade!

Lembre-se: uma criança pode ser abusada sexualmente em qualquer idade. Os bebês podem reter traços de violência sexual, mesmo que não se lembrem dela. Quanto mais jovem você for, maior o risco de ser uma vítima dentro da família; quanto mais velho você for, maior o risco de ser uma vítima fora da família, especialmente outros adolescentes.

OS RISCOS POR LOCAL

Riscos na família

A família deveria ser o lugar onde nos sentimos mais seguros, onde nos desenvolvemos. Com muita frequência, é nela que as crianças sofrem violência, e é até mesmo o lugar onde elas sofrem *mais* violência, já que o incesto é responsável por um terço da violência sexual contra crianças na França. Os meninos têm mais probabilidade do que as meninas de serem vitimados por uma mulher; as meninas têm mais probabilidade de serem vitimadas pelo pai ou padrasto. De acordo com o relatório francês da Comissão Independente sobre Incesto e Violências Sexuais contra Crianças (CIIVISE), em quase metade de todos os casos, o incesto ocorre em plena vista da família.

Portanto, a família é o lugar mais importante para garantir que os limites e o corpo de seu filho sejam respeitados. Além disso, pesquisas demonstraram que certas famílias correm mais risco de incesto: são aquelas em que reina uma atmosfera "incestuosa".

O incestuoso

O incesto é um ambiente familiar com risco devido à falta de privacidade, respeito aos limites físicos e sexuais e intimidade entre os membros da família, especialmente com relação às crianças. Não se trata de atos puníveis por lei, mas de um ambiente familiar "de risco". O relatório do CIIVISE os descreve da seguinte forma[VI], em ordem decrescente de importância: a proibição de pensar por si mesmo; a invasão da intimidade; a confusão de papéis; as confidências sobre a vida afetiva e sexual; a proximidade física excessiva; a atenção excessiva ao corpo do jovem; promiscuidade; atenção excessiva à sexualidade do jovem; falha em fornecer um local íntimo para o jovem praticar higiene pessoal; exibição; dormir no quarto dos pais. Em todos esses exemplos, os limites da criança são ultrapassados. Lembre-se de que esse é o primeiro estágio para assumir o controle (consulte a página 26).

Nessas famílias, não se bate à porta antes de entrar no quarto da criança, os banheiros não têm fechadura, as portas ficam sempre abertas; a correspondência e os diários das crianças são consultados; mães e filhas compartilham suas roupas íntimas; crianças e adultos se beijam na boca; as crianças são expostas à nudez dos adultos ou fazem alusões ou piadas sexuais na presença deles. É como se estivéssemos misturando todo mundo, como se ninguém tivesse seu próprio espaço privado.

As situações incestuosas são prejudiciais em si mesmas, mas também podem "deslizar" para situações sexualmente problemáticas. Isso inclui uma mãe que, sob o pretexto de afeto, beija o filho languidamente na boca, um pai que vem usar o banheiro enquanto sua filha adolescente está tomando banho no mesmo lugar, dois primos que são obrigados a dormir na mesma cama durante as férias etc.

Se você é pai ou mãe, pergunte-se: alguma vez, mesmo que involuntariamente, você já se comportou de modo a não respeitar os limites corporais ou o pudor de seu filho (sem necessariamente envolver violência sexual)? Tenha em mente que, se isso aconteceu ocasionalmente, é provável que não seja grave. O incesto é um hábito, uma atmosfera predominante. Entretanto, pode ser uma oportunidade para você se perguntar: como você pode melhorar

VI Citando o trabalho de Moltrecht *et al.*, 2019 (N. do A.)

seu relacionamento com o corpo e a intimidade de seu filho? E o outro pai ou mãe, se houver um? Ele se comporta de uma forma que incomoda ou preocupa você em relação ao corpo ou à intimidade de seu filho? Seria possível conversar com ele sobre isso? E se não, com quem mais você poderia conversar? Sobre o que poderiam pensar juntos? O que você gostaria de mudar no ambiente familiar com relação à intimidade e ao recato? Há coisas que precisam ser reajustadas?

▪ Estudo de caso: A vovó dá um presente

A avó do seu filho de 2 anos está visitando-o e trouxe um presente para ele. Depois que seu filho desembrulha o presente, a avó pede um beijo de agradecimento.

Como você pode reagir? É certo que essa situação é trivial e bastante inofensiva à primeira vista. Porém, vamos nos perguntar: se você permitir que isso aconteça, o que isso significa para a criança? "Se alguém me der um presente, eu tenho que dar um beijo em troca, sem nem mesmo perguntar se eu quero?". Como você pode garantir que o corpo ou o desejo do seu filho seja respeitado, sem ferir os sentimentos da vovó?

O mais complexo na família é garantir que os limites da criança sejam respeitados, apesar do medo de machucar a outra pessoa, especialmente porque no geral se espera uma certa proximidade física. Além disso, as gerações anteriores foram educadas para serem obedientes ao adulto e acreditarem que as necessidades do adulto têm prioridade sobre as da criança. Em nossa situação, isso significaria priorizar o desejo da avó de receber um beijo, em comparação com a importância de a criança ter a opção de dá-lo ou não, e o aprendizado concreto de que seu corpo pertence a ela. Lembre-se, é melhor manter as coisas simples: *nomeie* o que está causando problema; então, *reenquadre* (e é isso!). "Você quer um beijo de agradecimento, mas não quero que minha filha seja forçada a dar beijos. Ela encontrará outra maneira de agradecer a você se for o desejo dela."

Os programas de prevenção da violência sexual sempre envolvem ensinar às crianças que seus corpos pertencem a elas e aplicar esse princípio em todas as fases de suas vidas, mesmo em relacionamentos com pessoas que não são agressoras sexuais, como a avó do exemplo anterior. Não se trata de ver o mal em todos os lugares, mas de aproveitar uma oportunidade para ensinar à criança o que a frase "meu corpo me pertence" realmente significa, e ser consistente em fazer que todos o respeitem.

Esta é a história de... Alix, vítima de incesto

Alix, de 32 anos, veio me procurar porque está sofrendo de ansiedade grave, pesadelos e dificuldades com relacionamentos e sexo como resultado do incesto que sofreu nas mãos de seu pai. Ela descreve como: quando era criança, nunca era permitido fechar as portas (dos quartos etc.); caso contrário, seu pai reclamaria. Ele sempre andava nu pela casa e exigia que sua filha e sua esposa fizessem o mesmo. Alix não tinha permissão para ir à casa de amigos ou convidar amigos, pois seu pai era muito possessivo e tirânico com ela. Quando ela era adolescente, era ele quem decidia seu corte de cabelo e escolhia suas roupas (cabelo comprido e sem calças), inclusive suas roupas íntimas. Essa atmosfera incestuosa durou toda a sua infância. Nesse contexto, quando Alix se tornou adolescente, seu pai abusou sexualmente dela, fingindo supervisionar seu crescimento e depois fingindo dar iniciação sexual. Mesmo que Alix se sentisse desconfortável e muito perturbada por esses comportamentos, ela não tinha nenhum critério de comparação, já que não saía com outras famílias e sempre cresceu em um ambiente em que sua privacidade não era respeitada e era impedida de fazer escolhas pessoais. A terapia consistiu em ajudar Alix a se recuperar dessa violência, mas também a aprender gradualmente a saber o que ela queria e a fazer que isso fosse respeitado. Seu relacionamento com os outros melhorou consideravelmente: até então, ela tinha grande dificuldade em dizer não tanto no trabalho quanto em seus relacionamentos íntimos.

Lembre-se: dentro da família, os riscos não são os mesmos para meninos e meninas. Os meninos têm mais probabilidade do que as meninas de serem vítimas de incesto por uma mulher agressiva, enquanto as meninas têm mais probabilidade de serem vítimas de incesto por seu pai ou padrasto. A falta de respeito à intimidade e aos limites corporais é um fator de risco de incesto.

Os parentes

Os parentes cometem 17% da violência sexual contra meninas e 12,5% da violência sexual contra meninos.

No Brasil, dados do 16º Anuário Brasileiro de Segurança Pública de 2022 indicam que 4 de 10 (40,8%) agressores sexuais de crianças e adolescentes são pais ou padrastos, 37,2% envolvem irmãos, primos ou outros parentes, e 8,7% envolvem avôs.

Detectar possíveis sinais de alerta é de vital importância aqui: o desconforto de seu filho na presença do adolescente ou adulto em questão, a preferência dessa pessoa por um relacionamento com seu filho, a implementação de uma estratégia de controle por parte dessa pessoa sobre você ou seu filho (lembre-se das três dimensões de controle: ultrapassar limites; tornar você dependente; entorpecer suas faculdades críticas) ou a presença de dependência de sua parte em relação a essa pessoa (relacionamento assimétrico).

Esta é a história de... Paul: confie nos medos de seu filho

Paul, 35 anos, conta que Cyril, um vizinho adulto de quem seus pais gostavam, uma vez tentou agredi-lo sexualmente depois de trancá-lo em seu quarto. Felizmente, Paul, que já tinha 12 anos na época, imediatamente lhe deu um soco e conseguiu fugir. Mas o que Paul me conta é que ele já se sentia desconfortável com esse vizinho há um ano, depois de conhecê-lo.

"Era indescritível, eu mal sabia dizer o porquê, mas eu me sentia mal perto dele e evitava ficar sozinho com ele. Mesmo assim, meus pais insistiam para que eu o beijasse no rosto, para que eu viesse cumprimentá-lo se estivesse em outro cômodo quando Cyril chegasse, mesmo que eu estivesse indo justamente para outro lugar a fim de evitá-lo. Eles me repreendiam se eu relutava em aparecer ou se ficasse escondido: 'isso não é educado', 'você não é legal com Cyril', 'vamos, fale com ele, isso não se faz, ele é tão legal!', e assim por diante. Nunca consegui contar a eles o que aconteceu, nem na época nem depois".

O que Paul nos ensina é que as sensações intuitivas das crianças podem ser muito precisas e úteis, e que vale a pena questioná-las se elas evitam ficar perto de um adulto, mesmo que seus pais gostem dele.

De onde vem esse desconforto? Por que você não o respeita? Forçar Paul a vir cumprimentar Cyril e beijá-lo contra sua vontade é uma situação arriscada por dois motivos:
Ela incentiva Paul a se submeter fisicamente a Cyril, a se forçar sobre ele e ignorar seu desconforto.
Ela diz a Cyril que os pais de Paul não entendem o desconforto dele ou não o levam em consideração.
Isso pode incentivar Cyril a tentar atacar, o que ele fez. Felizmente, Paul teve o reflexo de se defender: infelizmente, muitas crianças não têm. Isso não impediu Paul de procurar ajuda para esse trauma quando adulto, pois esse episódio foi uma oportunidade para descobrir até que ponto seus pais eram incapazes de protegê-lo, mesmo em sua própria casa, o que foi muito assustador para ele.

É claro que há muitos motivos pelos quais uma criança pode se sentir desconfortável perto de certos adultos, mas isso não significa de forma alguma que o adulto tenha más intenções em relação a ela. No entanto, demonstrar à criança que seu conforto é importante e que seu desconforto é levado em consideração, seja qual for a razão, ajuda a desenvolver sua confiança em você e a antecipar situações como a de Paul. E então, se o seu parceiro lhe dissesse que se sentia desconfortável com alguém próximo a você, por qualquer motivo, você não faria a mesma coisa: tentaria entender o motivo e, se necessário, limitaria o contato ou o ajudaria a evitar a pessoa que o estava deixando desconfortável? As necessidades mais vulneráveis de seu filho são menos legítimas do que as de um adulto?

Com tudo o que você sabe agora, será mais fácil identificar, no que seu filho diz ou demonstra, os sinais de situações-limite ou que geram desconforto – e perceber quando houver necessidade de buscar mais informações. Por exemplo:

"Vamos ver Pascal neste fim de semana!"

"Ah, não. Eu não gosto do Pascal!"

"Não? Por que não?"

"Ele sempre quer me colocar em seu colo."

Certo! Pascal não é necessariamente uma pessoa mal-intencionada. Ele não é um agressor sexual, mas essa é, sem dúvida, uma oportunidade de ajudar seu filho a se proteger do comportamento de seu amigo que o faz se sentir desconfortável e ficar de olho aberto, por precaução (sem ser paranoico ou ver agressores em todos os lugares).

O que posso fazer: 80% das agressões sexuais contra menores são cometidas enquanto o agressor está sozinho com seu filho. O segredo é descobrir quando seu filho está sozinho com um adulto que não seja você – ou com um adolescente (lembre-se também da internet). São adultos que você conhece ou em quem confia? O que seu filho diz sobre adultos que você não conhece (escola, por exemplo)? Converse com ele sobre a importância de respeitarem os seus limites corporais. Isso tornará sua tarefa muito mais fácil: ele será mais capaz de identificar essas situações quando você não estiver por perto, como na escola ou durante uma atividade extracurricular, ou até mesmo na família, especialmente se seu filho estiver acostumado a ter seus limites corporais respeitados em casa.

Há alguma pessoa na vida do seu filho de quem você ou ele desconfiam, que o faz se sentir mal ou que ele evita? Se o seu filho se sentir mal com um adulto perto dele, vale a pena perguntar o motivo ou, se ele for muito pequeno para responder ou tiver uma deficiência que o impeça de responder, seria útil observar como esse adulto se comporta com outras crianças para avaliar se seria melhor limitar ou evitar o contato. Esse adulto é um bom ouvinte, atencioso, desajeitado ou insensível?

Escola, atividades extracurriculares e tempo de lazer

Esse é o local de maior risco para meninos, junto com a família: 23% da violência sexual relatada por vítimas do sexo masculino em sua infância foi cometida por alguém que trabalhava com crianças, em comparação com 5,5% das vítimas do sexo feminino.

A escola e os locais de atividades extracurriculares (como atividades na igreja ou em associações esportivas e de lazer) têm responsabilidade pela segurança que devem garantir às crianças e aos adolescentes sob seus cuidados, especialmente em locais ou momentos em que a intimidade física é maior, como vestiários, chuveiros (em piscinas, por exemplo) ou banheiros (incluindo internatos, atividades de escoteiros ou acampamentos de férias). Você tem o direito de saber como as instituições às quais confia seus filhos limitam os riscos (em que circunstâncias um adulto pode ficar sozinho com uma criança?), como elas recrutam (elas fazem perguntas específicas sobre violência aos candidatos? Verificam os registros criminais? Existe um procedimento para o caso de um incidente ou violência sexual comprovada? Qual seria?) e como treinam seus funcionários quanto a essas questões. O treinamento é essencial: é mais fácil treinar profissionais do que identificar pessoas de risco ao recrutá-las. Se a equipe for treinada, haverá menos oportunidades para que uma pessoa de risco cometa um ato, e a triagem será muito mais fácil.

Comissão Independente sobre Agressão Sexual na Igreja (CIASE)

Essa comissão francesa, que é encarregada de investigar a violência sexual dentro da Igreja Católica em seu país, sob a direção de Jean-Marc Sauvé, apresentou seu relatório em 2021[VII].
Uma pesquisa da INSERM[VIII] nesse contexto estimou que 330 mil pessoas na França foram vítimas de violência sexual na infância dentro da Igreja, entre 1950 e 2020, ou seja, cerca de 6% de toda a violência sexual infligida a menores. O número de vítimas é, portanto, particularmente alto na Igreja, que é o segundo local mais comum de vitimização depois da família. Portanto, o CIASE emitiu várias recomendações para remediar essa situação. Cerca de dois terços dessa violência foram cometidos por clérigos ou religiosos, mas o terço restante foi cometido por leigos que trabalham na Igreja. Os meninos foram muito mais afetados do que em outras áreas de vitimização, representando 64,9% das vítimas. Em um quarto dos casos, a primeira agressão ocorreu antes dos 9 anos de idade e, na metade dos casos, entre 10 e 13 anos. A grande maioria das vítimas não contou à igreja ou a seus pais. Uma das particularidades da violência sexual cometida dentro Igreja é que os agressores podem ter usado o "desvio do sagrado" para justificar seus atos para as vítimas e assim impedi-las de se manifestar. Portanto, pode ser útil, se você confiar seu filho a um religioso, despertar o senso crítico da criança para o fato de que um religioso pode cometer erros e não deve, em hipótese alguma, abusar de sua posição.

VII Les violences sexuelles dans l'Église catholique, France 1950-2020, Relatório da Comissão Independente sobre Abuso Sexual na Igreja, outubro de 2021 (N. do A.).
VIII Sociologie des violences sexuelles au sein de l'Église catholique en France (1950-2020), Inserm-IRIS-EHESS, outubro de 2021(N. do A.).

A título de comparação, esse mesmo estudo estimou o número de vítimas de violência sexual antes da maioridade em 141 mil em escolas, 103 mil em esportes e 103 mil também em acampamentos de férias, na França, no período de 1950 a 2020. Embora tenham recebido menos cobertura da mídia e tenham sido menos estudados, de acordo com os representantes de outras religiões entrevistados pelo CIASE, os riscos de violência e controle ligados a posições de autoridade também existem em círculos religiosos que não a Igreja Católica.

O que posso fazer: se você confiar seu filho a uma ou mais pessoas que trabalham em um contexto religioso, é importante ter em mente os riscos, apesar da natureza religiosa do ambiente em que essas atividades ocorrem, e ter a mesma cautela que teria em relação a atividades escolares ou extracurriculares. Pode ser útil conscientizar seu filho sobre o fato de que uma pessoa religiosa, ou mesmo uma pessoa leiga, atuando em um contexto religioso, pode cometer erros ou ser cruel (e não apenas na forma de violência sexual). É claro que isso pode ser um desafio e parecer incompatível com certas crenças religiosas: lembre-se de que, na França, a sociedade e a Igreja vêm trabalhando nisso há vários anos, e você deve conseguir encontrar respostas dentro do seu movimento sobre esse assunto.

Além do contexto religioso, não hesite em conscientizar as pessoas que cuidam de seu filho, mostrar sua preocupação com a violência sexual e descobrir os critérios de recrutamento das pessoas a quem você confia seu filho, bem como sua competência ou treinamento na prevenção da violência sexual. Considere suspeita qualquer pessoa ou organização que se ofenda com esse questionamento ou se recuse a respondê-lo.

Nos Estados Unidos, algumas organizações têm um código de conduta que estabelece as medidas que aplicam para evitar a violência sexual. Em suas recomendações para a prevenção da violência sexual, a Fondation pour l'Enfance recomendou, em 2021, que esses códigos de conduta fossem introduzidos.

Esse código de conduta pode especificar a forma como o pessoal é recrutado (inclusive os voluntários), como é feita a supervisão da equipe, quais são os limites que devem ser respeitados no contato com o corpo da criança, que situações em que um adulto está sozinho com uma criança são proibidas, qual deve ser a conduta em caso de revelação de violência sexual, entre outros aspectos.

Você sabe se as organizações às quais você confia seu filho têm um código de conduta desse tipo ou se estão trabalhando em um? O que você pode fazer para ajudar? Seria possível, com o apoio de outros pais, fazer que as organizações às quais você confia seu filho elaborassem um código de conduta, mesmo que básico? Para que você seja eficaz e exerça pressão sobre essas questões, são necessárias várias pessoas. Se você estiver envolvido na vida da organização, será mais bem ouvido (como em grupo de pais, como voluntário na comunidade religiosa ou no clube esportivo, membro do conselho da associação etc.).

Relações entre pares

A violência sexual cometida contra menores por um de seus amigos ou por um parceiro é responsável por um em cada cinco casos de violência sexual contra meninas e 15% da violência sexual contra meninos. Essa é outra forma muito comum de violência sexual sobre a qual quase nunca se fala! É claro que ela é muito mais comum na adolescência do que em idades mais jovens.

No entanto, estudos animadores mostram o que reduz o risco de violência sexual entre adolescentes:

- a qualidade da educação sexual;
- a educação para o consentimento;
- um clima escolar positivo;
- relações igualitárias;
- tolerância à diversidade sexual.

As escolas e, em particular, a educação sexual no sentido mais amplo (consentimento, igualdade, tolerância etc.), oferecida a toda a comunidade escolar, podem fazer toda a diferença na prevenção da violência sexual entre adolescentes!

Você sabia? As crianças que usam insultos homofóbicos como forma de assédio entre 9 e 12 anos de idade têm seis vezes mais chances de cometer violência sexual na adolescência.

A educação sexual e a educação sobre tolerância são vitais para a prevenção da violência sexual! Isso pode ajudar essas crianças a pararem de tentar dominar e humilhar os outros.

SINAIS DE ALERTA EM UM RELACIONAMENTO ROMÂNTICO

Em seu livro *Il me tue cet amour* (*Esse amor está me matando*, em tradução livre), Marie Gervais descreve os longos anos de violência que sofreu nas mãos seu parceiro em um relacionamento que começou na adolescência, inclusive com violência sexual. Ela descreve o domínio a que foi submetida, as dificuldades que teve para se libertar e como conseguiu.

Entre os adolescentes franceses, 10% das meninas e 6% dos meninos já sofreram violência sexual em seus relacionamentos românticos. Em um estudo realizado nos Estados Unidos, mais de 6% dos alunos entrevistados admitiram ter cometido violência sexual no contexto de seus relacionamentos românticos. Porém, mais de um terço dos alunos também se envolveu em violência física e dois terços da violência verbal, no contexto amoroso. De fato, parece que a violência sexual em casais durante a adolescência é frequentemente acompanhada de outras formas de violência (física e verbal) e ameaças, mesmo que essas outras formas de violência nem sempre estejam associadas à violência sexual.

Por fim, a violência sexual em relacionamentos românticos entre adolescentes é mais frequente quando ele vive em um ambiente marcado pela violência, seja em casa ou na escola. O ambiente em que os adolescentes vivem tem influência direta sobre a qualidade de seus relacionamentos.

Por outro lado, pesquisas demonstraram que a qualidade do apoio de colegas e professores na escola está associada a um risco reduzido de violência em relacionamentos românticos durante a adolescência. Novamente, um clima escolar e familiar positivo reduz o impacto do medo e as consequências emocionais dessa violência.

Mito n.º 8: A violência sexual em relacionamentos só existe entre adultos. FALSO!

Apoiada na França pela associação *En avant toutes* (*Avante, todas*), a campanha "Amar sem abusar" tem como objetivo combater a violência nos relacionamentos, principalmente entre os jovens. A campanha identifica nove sinais de alerta de que um relacionamento pode ser abusivo: ignorar a outra pessoa, chantagem, humilhação, manipulação, ciúme, controle, intrusão, isolamento e intimidação. Tal campanha pode ajudá-lo a conscientizar seu filho sobre a violência nos relacionamentos e fornecer pistas a respeito do que é preocupante em um relacionamento. Você pode falar sobre isso usando um filme, um desenho animado ou uma situação cotidiana em que identifique esses comportamentos. Por exemplo: "Por que ela o está ignorando? E ele, o que está fazendo a respeito?". Ou: "Veja as ameaças." Ou ainda: "Parece que o Lobo Mau está tentando manipular a Chapeuzinho Vermelho para que demore mais a chegar à casa da avó". Em resumo, se você tiver esses nove critérios em mente, encontrará exemplos em histórias para crianças e adolescentes!

Para os adolescentes em particular, é importante explicar que o ciúme não justifica a violência ou qualquer direito de controlar a outra pessoa, e que a violência, mesmo por ciúme, não é um sinal de amor – pelo contrário. Você pode se inspirar no "violentômetro" (disponível gratuitamente na internet, no *site* francês do Centre Hubertine Auclert), ou até mesmo compartilhá-lo com seu filho adolescente: essa ferramenta descreve o comportamento conjugal e se ele é problemático ou não em termos de violência no relacionamento, em uma escala graduada de verde a vermelho. Verde, por exemplo: quando o parceiro "confia em você" ou "respeita suas decisões, desejos e gostos". Em laranja, por exemplo, quando seu parceiro "chantageia você se você se recusar a fazer algo" ou "zomba de você em público". Vermelho, por exemplo, quando seu parceiro "humilha você ou o chama de louco quando você o repreende" ou "ameaça distribuir fotos íntimas suas" etc.

A violência física, mesmo que pareça insignificante aos seus olhos ou aos olhos da vítima (como um tapa no rosto), a violência verbal (como insultos ou humilhações) e as ameaças devem alertá-lo e levá-lo a conversar sobre o assunto com o outro genitor, se houver, e com seu filho adolescente. Vocês podem analisar juntos o medidor de violência para fazer um balanço da situação.

Quando o adolescente começar a ter relacionamentos românticos, você pode dizer ao namorado ou namorada que deseja que ele ou ela trate o adolescente com respeito, sem violência, e que respeite o consentimento dele ou dela em todos os níveis. Mais uma vez, isso é simplesmente mostrar que você se importa com o adolescente.

Você sabia? O consumo de álcool e drogas está associado a um risco maior de você ser vítima de violência sexual na adolescência!

Por fim, é importante aplicar esses princípios ao relacionamento de vocês como casal (seja como namorados ou pais, mesmo que separados), com o qual seu filho convive diariamente durante anos e que exerce uma influência implícita sobre ele. Se houve violência no relacionamento de vocês, mesmo que tenha passado, é provável que seu filho tenha sido exposto a ela, direta ou indiretamente: portanto, é útil falar sobre isso com ele (com tato e no ritmo dele), pois essa memória traumática pode fazer que seu filho fique mais exposto ao perigo e menos preparado para ele. Se necessário, você pode procurar ajuda profissional para você e seu filho – especialmente se tiver dificuldade para falar sobre isso. Tenha em mente que é mais fácil intervir neste estágio, de forma preventiva, do que depois que eventuais problemas de violência começarem a surgir, seja na posição de agressor ou de vítima.

Riscos com estranhos

Vamos falar brevemente sobre isso, porque é provável que seja o risco para o qual você melhor preparou seu filho. Lembre-se, entretanto, de que o sequestro de crianças por estranhos é uma ocorrência altamente divulgada, mas (felizmente) muito rara, e o assassinato de crianças por estranhos é ainda mais raro. Nesse caso, as precauções abaixo com relação a sair sozinho estão obviamente em ordem. O assédio na rua é o risco mais comum de estranhos a partir da adolescência.

Também é possível que todas as situações que mencionamos até agora, envolvendo familiares próximos ou outras pessoas, o tenham chocado porque não são o que você costuma ouvir na mídia. Como você deve ter percebido, há uma discrepância significativa entre os eventos mais amplamente divulgados e os riscos reais mais frequentes.

Vamos dar uma olhada em algumas medidas de segurança úteis para combater os riscos apresentados por estranhos, especialmente quando seu filho ou jovem estiver sozinho em público:

- Dê instruções ao seu filho sobre o que fazer se ele se perder em um local público: não siga um estranho, não saia da loja ou do outro local onde ele estiver, peça ajuda a um funcionário, segurança ou policial. Você pode ajudar seu filho a treinar quando estiver em um local público, perguntando a ele a quem recorreria se estivesse perdido e o que ele diria. Lembre-se: crianças aprendem fazendo! Se possível, dê a elas o número do seu telefone ou, se forem muito jovens para isso, certifique-se de que seu número esteja anotado nas roupas delas, em uma pulseira ou no bolso, e ensine-as a mostrar caso se percam de você.
- Evite deixar seu filho ir ao banheiro sozinho em um local público. Se possível, acompanhe-o e, se ele for muito velho para isso, fique na porta.
- Ensine seu filho a se locomover na rua com segurança: identificando e evitando pessoas potencialmente perigosas (por exemplo, as que bebem cerveja) e lugares isolados. Pratique com ele em passeios juntos, antes de deixá-lo sair por conta própria.
- Ensine seu filho a gritar palavras claras e diretas se ele se sentir em perigo: "Ajude-me!", "Estou em perigo, ajude-me!", "Socorro, ele está me atacando!" etc.
- Faça que as crianças adquiram o hábito de sempre pedir permissão a você antes de ir a qualquer lugar ou com qualquer pessoa, mesmo que seja um lugar ou uma pessoa com a qual estejam acostumadas (a casa de um vizinho, a casa de uma namorada, o jardim etc.). Segurança significa saber onde seu filho está e com quem.
- A criança não deve atender a porta nem abrir para um estranho se estiver sozinha, e deve saber para quem ligar em uma emergência. Registre previamente os números importantes (adultos de confiança) e os números de emergência no telefone residencial e/ou celular do adolescente e ensine-o a ligar para eles (inclusive, o número para emergências no transporte público, se houver um na sua região).

Mito n.º 9: "O sequestro de crianças por um predador desconhecido é um perigo comum".

FALSO! Felizmente, isso é muito raro.

Riscos na internet

Estamos mal preparados para a internet, pois ela é um perigo que a maioria de nós não enfrentou quando criança. É também um perigo em evolução: precisamos nos manter informados sobre novos aplicativos e *sites* que possam representar risco. Vamos falar aqui sobre as três principais fontes de perigo da internet para seu filho: predadores; informações e fotos do seu filho; e pornografia. Já discutimos o *cyberbullying* anteriormente; portanto, não falarei sobre isso de novo aqui.

- Predadores

Os predadores fazem de tudo para entrar em contato com as crianças: a internet é o local ideal para eles, pois facilita o contato sem a supervisão dos pais. O contato pode ocorrer por meio de um fórum, um grupo de interesse, redes sociais, um aplicativo ou até mesmo na sala de bate-papo de um jogo *on-line*, etc.

Vemos aqui a mesma abordagem do porão: testar os limites para ver até que ponto a criança está sendo observada ou não ("Você está brincando sozinho? Não há mais ninguém em casa? Onde estão seus pais?"), para tornar a criança dependente deles (buscando familiarizar-se com a criança – o que pode ocorrer ao longo de vários meses –, conquistando seu afeto e suas confidências, dando-lhes presentes, mesmo que virtuais, ou ajudando-os a brincar...) e para entorpecer suas faculdades críticas (elogiando-a: "você é realmente incrível, adoro brincar com você... está se saindo muito bem, é muito talentoso" etc.). O predador pode fornecer ao seu filho um endereço de e-mail para que eles possam se comunicar fora da "caixa de entrada" habitual, pode pedir fotos ou vídeos, informações pessoais, como onde ele mora, se tem irmãos ou irmãs... tudo isso à medida que a conversa avança, aparentemente compartilhando informações equivalentes do lado dele. Se o predador conseguir fazer que seu filho "desobedeça" (ou seja, fique na internet por mais tempo do que o esperado, forneça informações, forneça o número do cartão de crédito etc.), será mais difícil para ele contar a você o que está acontecendo, especialmente se tiver medo de ser punido.

O predador, geralmente, usa um pseudônimo que é atraente para as crianças e/ou finge ser criança também, ou adolescente, às vezes até do sexo oposto. Você deve avisar seu filho que as aparências enganam, sobretudo na internet! Contar a história de sua vida a um estranho que esteja fingindo ser uma criança é perigoso.

Conversar com seu filho ou adolescente sobre os jogos que ele joga e se interessar por eles facilitará, é claro, que ele revele a existência de tal relacionamento com outros jogadores. Demonstre interesse: peça que lhe mostre como joga, como funciona. O mesmo vale para os novos aplicativos que seu filho insere ou para os fóruns que ele frequenta.

Instale o **controle parental**, informe seu filho sobre ele e explique o motivo. Certifique-se de que seu filho não possa instalar um novo aplicativo ou software sem a sua aprovação. Outros *sites* listados na seção dicas e recursos no final do livro podem lhe dar muitas ideias sobre como proteger seu filho na internet.

- Notícias e imagens de seu filho

Os avanços tecnológicos agora permitem aos usuários alterar imagens e vídeos de maneiras surpreendentes. Isso também se aplica a fotos ou vídeos de seu filho postados *on-line*: uma proporção cada vez maior de imagens em *sites* de pedofilia foi retirada de redes sociais, com base em *postagens* inocentes feitas pelos pais: ginástica ou festa de fim de ano, fotos tiradas na praia ou na piscina, imagens de seu bebê nu no banho ou no penico... Essas imagens podem ser modificadas para que pareçam pornográficas. É revoltante, mas é melhor você se informar antes que seja tarde demais. É importante saber que você pode solicitar que as fotos de seu filho sejam removidas da internet. Sua imagem, assim como seu corpo, pertence a ele.

Além disso, essas imagens e outros dados (inclusive comentários bem-intencionados de seus amigos nas redes sociais) fornecem grande quantidade de informações que podem ser usadas para identificar e localizar seu filho. Assim, no caso de um contato real, o predador, com todos esses dados, não terá dificuldade em fazer a criança acreditar que o conhece e que pode confiar em você ("Sou o pai da Sasha, que faz aula de dança com você, fui com você à festa no ano passado! Nós até jogamos uma partida de petanca. Seus pais me pediram para buscar você para [...]" etc.).

Seja muito cuidadoso com as fotos e os vídeos que compartilha nas redes sociais: quem tem acesso a esse conteúdo? Você confia plenamente em todas essas pessoas quanto à discrição e ao cuidado delas? Elas correm o risco de, de boa-fé, encaminhar uma foto ou um vídeo que acham bonito ou divertido para outras pessoas que você não conhece? Não se esqueça dos grupos de WhatsApp dos pais que compartilham fotos de passeios escolares e dos direitos de imagem em associações esportivas, na escola etc. As fotos serão publicadas no *site* da associação ou da cidade? Não se trata de proibir toda fotografia ou a distribuição de imagens, mas sim de pensar em todas essas situações com antecedência para evitar problemas. Quando as crianças crescerem, é útil consultá-las e pensar com elas sobre a decisão a ser tomada ao solicitar seu direito a uma imagem.

Essas questões se tornam mais complicadas na adolescência, quando seu filho adolescente está em condições de obter e distribuir informações, fotos ou vídeos sobre si ou sobre outros menores de idade em seu ambiente. Se você sempre foi cauteloso a esse ponto, será mais fácil explicar-lhe como se comportar e as regras que você quer que ele respeite. Se o seu filho adolescente tiver um perfil em uma rede social, é melhor mantê-lo privado: vale a pena observar que os adolescentes de 13 e 14 anos são os mais propensos a ter um perfil público, provavelmente porque é importante ser popular nessa idade e porque é um momento particularmente difícil de avaliar o risco[IX]. Os adolescentes dizem que são mais propensos a ser eles mesmos e a falar sobre assuntos particulares quando estão *on-line*. Cuidado com o uso que pode ser feito de suas confidências ou das informações que fornecem!

Converse também com seu filho adolescente sobre o fato de que o parceiro pode pedir fotos íntimas. *A pornografia de vingança,* que está se tornando cada vez mais comum, consiste na distribuição de fotos ou vídeos íntimos de uma pessoa na internet. Conscientize seu filho a respeito da confiança necessária para compartilhar imagens íntimas, os riscos que isso pode representar, no caso de um rompimento, e o fato de que essa também é uma estratégia usada em certos casos de assédio ou controle.

Deixe que ele saiba que você sempre estará lá para apoiá-lo e conversar se necessário, independentemente do que ele tenha feito.

Por fim, se você ou seu filho encontrarem pornografia infantil na internet, denuncie-a para ajudar os investigadores e incentivar a remoção do conteúdo.

IX C. Blaya e S. Alava, Risques et sécurité des enfants sur Internet: rap-port pour la France, Eukidsonline, 2012 (N. do A.).

A pornografia

A violência sexual também pode significar a exposição a imagens ou textos que são sexualmente intrusivos para seu filho. Na França, mais da metade dos adolescentes com idade entre 12 e 17 anos afirma já ter visitado *sites* pornográficos, e a idade média em que um filme pornográfico é visto pela primeira vez é de 14 anos. Os menores de idade são mais de um em cada dez visitantes de *sites* pornográficos, e um terço dos adolescentes visita regularmente *sites* pornográficos (a mesma proporção que os adultos!), gastando uma média de 50 minutos por mês com eles!

No Brasil, um estudo publicado em 2022, pelo Instituto de Psiquiatria do Hospital das Clínicas da Faculdade de Medicina da Universidade de São Paulo, indica que os brasileiros começam a consumir pornografia por volta dos 12 anos de idade. Entre os adolescentes que consomem pornografia regularmente, 50% assistem ao conteúdo entre uma e sete vezes por semana.

Pesquisas mostram que assistir à pornografia pode causar muito sofrimento e muitos sintomas, além de ter um impacto duradouro na sexualidade. Por exemplo, assistir à pornografia aumenta o comportamento sexual de risco, como ter relações sexuais mais cedo, troca de parceiros com mais frequência, promiscuidade, sexo sem proteção e o risco de cometer violência sexual. De fato, metade de todos os adolescentes que viram pornografia tentam reproduzir o que viram com seus parceiros. Contudo, a boa notícia é que o impacto da pornografia é menor quando a criança ou o adolescente consegue conversar sobre o assunto com os pais. Portanto, vale a pena incentivar o diálogo.

Você sabia? 80% dos pais de crianças que viram pornografia não sabem que seus filhos a viram.

Ficou surpreso com esses números? Isso porque o assunto é um tabu e a maioria dos pais não ousa abordá-lo com seus filhos ou adolescentes, com medo de chocá-los ou de dar-lhes ideias que ainda não têm. A preocupação é que seu filho ou adolescente será confrontado com isso mais cedo ou mais tarde e, se você não tiver conversado com ele a respeito do assunto, ele não terá certeza de que poderá recorrer a você se precisar. Então, o que você prefere? Deixar que eles descubram sobre pornografia por meio de um colega ou por acaso na internet, ou avisá-los cuidadosamente? A questão aqui é fazer a escolha menos ruim: não existe um caminho ideal.

O que posso fazer: metade dos jovens explica o consumo pelo desejo de aprender. A educação sexual de boa qualidade é uma das melhores maneiras de prevenir.

Para evitar o risco de exposição à pornografia, você deve acompanhar seu filho na internet desde o início, instalar controles parentais e estar ciente de seus limites, além de usar um mecanismo de pesquisa adequado para crianças, como o Kiddle, o Safe Search Kids. É aconselhável que você defina as regras de uso da internet, explique por que elas existem e evite instalar o acesso à internet (computador, mas também telefone) no quarto, principalmente à noite. Não se esqueça de compartilhar esses *sites* com seus amigos e familiares, pois a exposição à internet também pode ocorrer quando seu filho estiver em outro domicílio (na casa de um amigo ou de um parente etc.).

Por fim, como você já deve ter percebido, também é muito importante iniciar conversas sobre pornografia com seu filho, de preferência antes da primeira exposição, entre 8 e 11 anos de idade. Sim, eu sei, parece um pouco cedo! Mas vamos ver como pode falar sobre isso, se e quando decidir fazê-lo.

- Como você pode conversar com seu filho sobre pornografia?

OK, eu sei que você não está entusiasmado com essa perspectiva. Isso é normal. Mas pense nas possíveis consequências se você não o fizer. Não deixe seu filho sozinho para lidar com esse assunto, que – se as estatísticas servirem de referência – ele provavelmente terá de enfrentar mais cedo do que você imagina ou deseja.

Há três etapas para conversar com seu filho sobre pornografia: ter clareza sobre seu próprio relacionamento com a pornografia, saber como conduzir essa conversa e conhecer o objetivo da conversa e as mensagens essenciais a serem transmitidas.

A maioria dos pais de hoje foi exposta a conteúdo erótico em uma idade muito precoce, sobretudo por meio da TV, numa época em que a conscientização sobre o impacto das imagens eróticas e pornográficas em crianças e adolescentes era praticamente inexistente. Se você é um desses pais, talvez seja útil parar alguns momentos para pensar sobre filmes, programas, revistas ou até mesmo comentários sexuais (piadas picantes, insinuações etc.) que o afetaram quando criança e adolescente, bem como sua primeira exposição a material pornográfico. O que você experimentou nessas ocasiões? Como se sentiu e que impacto essas experiências têm tido na sua sexualidade e na sua relação com esse tipo de conteúdo em relação aos seus filhos? Se você é um pai mais jovem, pode ter sido exposto à pornografia na internet quando era criança ou adolescente. Qual foi a sua reação à época? Qual foi o impacto a curto, médio ou longo prazo? Você conseguiu conversar com alguém sobre isso na época? A conversa o ajudou? Como você gostaria que a pessoa em questão tivesse reagido?

Atualmente, cerca de um terço dos adultos admite ter consumido pornografia no último mês. Qual é a sua relação atual com a pornografia? Se você a usa, tem vergonha dela? Já conversou sobre isso com seu parceiro ou sua parceira? Você já foi ou é "viciado" em material pornográfico? Por fim, já teve uma conversa sobre pornografia com seu filho (dependendo da idade dele, é claro)? Ser claro acerca de tudo isso irá ajudá-lo a saber como falar sobre o assunto.

Ter uma conversa como essa provavelmente faz você se sentir desconfortável e não tem certeza de como abordá-la? A organização The Porn Conversation oferece gratuitamente um guia de conversa para facilitar essa tarefa[X]. O *site* está em francês, mas você pode traduzi-lo para português acessando pelo navegador do Google.

Pesquisas demonstraram que a educação sexual sobre pornografia pode reduzir significativamente o impacto dela nas crenças sexistas sobre as mulheres e a percepção das mulheres como objetos sexuais. Essa educação sexual específica ajuda as pessoas a se distanciarem do conteúdo do que está sendo visto e reduz o risco de violência sexual.

O *Conversation Guide to Porn* sugere, entre outras coisas:

- **Frases que você deve evitar** – Por exemplo, perguntar ao seu filho quem mostrou pornografia a ele ou perguntar o que ele sabe sobre isso; evite também julgamentos ("Não acredito que você viu isso!"... "É nojento que você tenha visto isso" etc.). É claro que não se trata de descrever de

X Acesse em: *https://thepconversation.org/* (N. do A.).

forma grosseira os tipos de atos ou cenas que podem aparecer em um filme pornô.

- **Frases para você iniciar a conversa** – Podem ser: "Gostaria que você soubesse que, na internet, é muito difícil não se deparar com pornografia, mais cedo ou mais tarde. Então, aqui está o que eu acho que você deve saber esse assunto". Ou: "Gostaria que falássemos sobre alguns dos conteúdos que você pode ver *on-line*, em *sites* adultos".
- **Ideias para as respostas de seu filho** – Se seu filho não quiser falar sobre isso, está tudo bem! Você pode dizer a ele que está ao seu lado e que quer protegê-lo e apoiá-lo, que entende que isso pode ser constrangedor, mas que não o julgará e que estará à disposição se ele precisar falar sobre isso ou se tiver alguma dúvida.

Em português, no livro *Corpo, Amor e Sexualidade – 120 perguntas e respostas para crianças e adolescentes*, a autora Charline Vermont responde, com leveza e clareza, às dúvidas mais comuns de crianças e adolescentes sobre sexo, amor e o corpo. Com uma abordagem sem tabus, combinando didática, pedagogia, bom humor e seriedade, o livro oferece informações acessíveis e seguras para quem está descobrindo esse universo.

Se seu filho estiver pronto para falar a respeito disso, você pode dizer que entende sobre ele se sentir desconfortável e que agradece a confiança dele, que é importante entender que o que a pornografia mostra não é a maneira de se comportar, não é um modelo de sexualidade real.

- Quais são as principais mensagens que você deve transmitir?

O objetivo da conversa é desenvolver uma mente crítica. Explicamos que a pornografia é um produto de mídia, o que significa que ela é construída usando técnicas precisas para transmitir uma mensagem e valores, com uma intenção (geralmente para obter lucro ou poder).

A ideia é ajudar os jovens a darem sentido ao que viram. Algumas perguntas úteis podem ser: "O que você acha sobre o que viu? Você tem alguma pergunta sobre o que viu? Quer me contar sobre algo que o surpreendeu? Você viu algo que o deixou desconfortável?".

Pesquisas sobre o conteúdo pornográfico mostram que a ênfase está na satisfação sexual, geralmente sem qualquer menção a amor, ternura, relacionamento, consentimento ou frases, que estão mais presentes no sexo "real" do que na pornografia. A pornografia promove relacionamentos sexuais que são únicos, sem compromisso, sem proteção, com vários parceiros, mas também desempenho e relacionamentos de dominação, submissão e humilhação.

A grande maioria dos filmes pornôs é produzida por homens para homens, o que influencia o conteúdo e a encenação.

Também pode ser interessante fornecer informações sobre como as filmagens pornográficas realmente funcionam em relação ao que é mostrado, como as cenas são diferentes da sexualidade real e valores misóginos ou as expectativas desalinhadas que elas podem gerar.

Por fim, vale a pena observar que, mesmo em filmes de cinema, as cenas de sexo são frequentemente filmadas de forma muito "plástica", idealizada, apaixonada, sem diálogo entre os parceiros... Aqui também é útil para o adolescente saber que é apenas cinema, não realidade!

Faça que seu filho adolescente pense sobre essas questões como parte da conversa, em vez de dar a ele as informações. O objetivo não é tanto que eles *saibam* tudo isso, mas que *entendam* por si mesmos, desenvolvendo seu senso crítico.

Esta é a história de... Mathias, que assiste à pornografia desde muito jovem e cometeu uma tentativa de estupro

Mathias 25 anos. Ele é tímido, tem fimose (um estreitamento do prepúcio que dificulta a abertura da glande) e é muito consciente de seu sexo. Inseguro, nunca teve um relacionamento e consome muita pornografia, à qual foi exposto pela primeira vez aos 12 anos de idade (por meio das revistas pornográficas do pai que estavam espalhadas pela casa da família). Ele tem um pai que o humilha, que tende a chamá-lo de "menos que nada, inútil, pau pequeno, viadinho", especialmente se ele fracassar. Após uma decepção profissional, Mathias vai a um bar para beber e "esquecer". Ele tentou estuprar uma mulher no banheiro do bar. Alguns meses depois, sob cuidados compulsórios, tentamos entender o que aconteceu para que possamos resolver os problemas subjacentes e garantir que isso nunca mais aconteça.

Mathias explica que abordou a vítima dando-lhe um tapa nas nádegas e fazendo um comentário sexual. Os outros participantes do grupo de terapia ficaram surpresos com esse comportamento: Mathias explicou que, nos filmes pornôs que ele sempre assistiu, era assim que os "caras de verdade" abordavam as mulheres e as seduziam.

No caso de Mathias, os fatores que contribuíram para sua decisão de agir foram seus complexos físicos e sua falta de autoestima e autoconfiança, seu problema de fimose, um histórico de abuso verbal humilhante por parte de seu pai, um período de depressão após um fracasso, álcool e crenças distorcidas baseadas em pornografia na ausência de educação sexual. Como sempre acontece, as causas são complexas e múltiplas, mas, nesse caso, a falta de uma abordagem crítica da pornografia, combinada com a falta de educação sexual, em um contexto de uma autoimagem muito ruim, alimentada por um pai abusivo, levou a consequências dramáticas.

A pesquisa destaca algo interessante: o estilo de criação adotado pelos pais tem um impacto sobre o consumo de pornografia dos filhos. O risco de exposição precoce à pornografia e de consumo intenso de pornografia aumenta quando os pais se comportam de forma controladora ou dominadora. Por exemplo: não tolerar que um filho discorde de um adulto, repreender um filho por erros passados, interromper as crianças quando elas falam, ignorá-las até que obedeçam, transmitir a ideia de que os adultos estão sempre certos ou que as crianças não entendem nada etc. Por outro lado, o "monitoramento dos pais" está associado a uma exposição inicial mais tardia à pornografia e a um consumo menor. O monitoramento dos pais consiste em se interessar pelo que seu filho está fazendo (como ele passa o tempo, os dias, com quem, como gasta dinheiro etc.). Portanto, não se trata de deixar tudo sem supervisão e sem rigor (pelo contrário), mas de ficar de olho na criança ou no adolescente, sem oprimir, ensinando-o gradualmente a ser independente.

A Fundação para a Infância

Por fim, se, apesar das precauções, seu filho tiver sido exposto a material chocante (imagens, vídeos, livros etc.), não entre em pânico! Recomendo o *site* do SaferNet Brasil (www.safernet.org.br), que oferece orientações passo a passo sobre como agir em casos de exposição a conteúdos inadequados — este livro tem como foco principal a prevenção. Você também pode entrar em contato com o Disque 100, canal nacional de denúncia de violações de direitos humanos, incluindo casos de violência digital.

CRIANÇAS EM RISCO, FAMÍLIAS EM RISCO

Pesquisas mostram que algumas crianças e famílias correm mais risco de sofrer violência sexual do que outras. É claro que crianças que não estão particularmente em risco podem ser vítimas de violência sexual e, aquelas que estão em risco, não são necessariamente vítimas. Além disso, a criança jamais é culpada pelos fatores de risco que o agressor pode ter explorado. Porém, é absolutamente essencial que você esteja ciente desses riscos para poder agir.

Os agressores sexuais com os quais trabalhei confirmam o que a pesquisa nos diz: na maioria das vezes, eles não escolhem as vítimas aleatoriamente e se organizam para provocar oportunidades.

Os fatores a seguir aumentam o risco de uma criança ser agredida sexualmente, pois tornam ela e sua família vulneráveis ao agressor:

- Já foi vítima de violência (física, sexual ou emocional) no passado. O agressor pode oferecer o conforto ou o afeto de que a criança precisa e tirar proveito da situação. A criança não aprendeu que pode se proteger e que sempre merece ser bem tratada, o que a impede de entender que a situação é anormal e de reagir revelando os fatos ou buscando ajuda.
- Apresentar uma vulnerabilidade ou um desafio de desenvolvimento. Uma doença física ou psicológica, dificuldades de relacionamento (como timidez extrema), pertencer a uma minoria etc. Ter uma deficiência quadruplica o risco de ser vítima de violência sexual. Ser um adolescente

LGBTQIAPN+ aumenta o risco de violência sexual fora do relacionamento no caso das meninas, e dentro do relacionamento no caso dos meninos.

- Ser uma garota.
- Comportamento delinquente, uso de drogas ou álcool.
- Usar a internet com frequência, ter acesso à internet em seu quarto e/ou à noite.
- Ter um parente ou familiar próximo que foi vítima de violência no passado. Se essas lembranças ainda causam muita dor ou não forem digeridas, elas podem impedir que o adulto seja capaz de identificar situações ou pessoas de risco.
- Crescer em uma família emocionalmente insalubre. Por exemplo: muita raiva, tristeza ou caos; falta de apoio dentro da família; muitos conflitos; pouca expressão de emoções; poucas atividades de lazer ou independência para as crianças, ou muito controle entre os integrantes da família.

Tudo isso é um pouco assustador! Nenhuma família é perfeita – sem dúvida, você já se sentiu afetado por uma ou outra dessas situações. Fique tranquilo, isso não significa que seu filho será necessariamente uma vítima, longe disso. É claro que esses fatores de risco são significativos quando estamos falando de *grandes* dificuldades, não de dificuldades menores que todos nós encontramos diariamente em uma família. Mesmo assim, essa lista pode ajudá-lo a identificar áreas de melhoria na saúde da sua família. Essa pode ser uma oportunidade de ver o que você pode fazer nos próximos dias, meses ou até anos para melhorar a situação.

Lembre-se: não se trata de ser um pai (ou uma família) perfeito! Apenas identifique como pode melhorar e comece a trabalhar.

Ser um adolescente LGBTQIAPN+

O fato de um adolescente ter uma orientação sexual ou identidade de gênero LGBTQIAPN+ foi destacado como um fator de risco para assédio sexual e violência sexual na adolescência, seja por um parceiro romântico ou por um colega. Se o seu filho tiver essa orientação ou identidade sexual, será ainda mais útil para ele estar ciente dessas questões e saber que pode contar com você para obter apoio. Encarnar valores de abertura e tolerância a esse respeito, poder falar sobre a questão da orientação sexual e da identidade de gênero favorecerá, quando necessário, a comunicação com seu filho ou adolescente sobre o que ele sente a esse respeito. Isso o ajudará a aceitar suas experiências, como a homossexualidade, dentro do ambiente familiar. Se forem aceitos com delicadeza e sensibilidade pelas pessoas próximas, eles terão mais chances de reagir, de se defender com firmeza e de encontrar apoio em caso de violência ou assédio sexual. E ao contrário da crença popular, o fato de você conversar com seu filho sobre homossexualidade ou identidade de gênero não significa que ele se tornará gay ou trans!

De modo geral, os agressores sexuais de menores atacam crianças de famílias com dificuldades. Essas dificuldades podem envolver violência doméstica, mas também dificuldades relacionais ou psicológicas significativas por parte de um dos pais ou dentro da família. Também pode haver dificuldades com os pais, como dificuldade em se apegar ou cuidar da criança, o que tem um impacto direto na capacidade dos pais de proteger a criança. Além disso, pode haver fatores (temporários ou duradouros) ligados à situação familiar, como uma ruptura familiar ou a perda de contato da criança com um ou ambos os pais. Novamente, essas são crianças que estão passando pelas provações e tribulações da vida e não recebem apoio familiar suficiente ou dos pais para lidar com isso, o que as torna vulneráveis a serem abordadas por um terceiro aparentemente afetuoso e solidário. Se você estiver passando por um momento difícil, pense em pedir ajuda, seja material, médica ou psicológica. Veja como você pode ser liberado de certas tarefas para ficar disponível para seu filho. Se não for possível, descubra quem pode cuidar do seu filho com carinho no seu lugar, com quem ele possa conversar se precisar e que seja alguém em quem você confia.

Esta é a história de... Berenice: uma combinação de fatores de risco

Berenice foi estuprada aos 15 anos por um homem que conheceu na internet. Os pais de Berenice se conheceram quando tinham 17 anos e foi amor à primeira vista. Ambos vinham de famílias marcadas pelo alcoolismo, do qual não viam a hora de escapar. Eles logo foram morar juntos e conceberam a irmã mais velha de Berenice, Ghislaine. Depois disso, Berenice nasceu quando Ghislaine tinha apenas 2 anos. A família, muito voltada para si mesma, raramente saía e nunca conhecia ninguém. Karine, a mãe de Berenice e Ghislaine, havia sofrido abuso sexual quando criança e achava muito difícil confiar suas filhas a outra pessoa. Deixá-las frequentar a escola foi difícil, e Karine vivia preocupada com a possibilidade de suas filhas sofrerem abuso sexual. Ela as superprotegia, participava de todos os passeios da escola e não as inscrevia em nenhuma atividade extracurricular, mesmo já adolescentes. De modo geral, a família tem pouco contato com o mundo exterior: os convites para a casa de amigos são recusados e ninguém vai à casa. É um pouco incestuoso. Na adolescência, Berenice estava se sentindo sufocada, sozinha e incompreendida. Ela gostaria de sair, mas tinha muito medo do mundo exterior, que lhe parecia perigoso. Então, ela se refugia na internet e tenta recarregar as baterias conversando com outros adolescentes, aos quais confidencia sua inquietação. Foi lá que Berenice conheceu um predador sexual que se passava por um garoto de sua idade... Eles se conheceram melhor, ela achou que estava se apaixonando por ele, e ele a convidou para ir à sua casa, pagando a passagem de trem e enviando-a para ela. Berenice fugiu, embriagada pela sensação de que a liberdade era finalmente possível, e nesse cenário, ela foi estuprada.

Essa é uma situação terrível. Como geralmente acontece, Berenice é o resultado de uma combinação de vários fatores de risco: os pais têm uma história difícil que ainda não foi superada, o mundo exterior é visto como perigoso e as duas meninas estão crescendo em uma família incestuosa e voltada para dentro. Berenice não foi instruída sobre como se proteger, a não ser não saindo, não se misturando com ninguém. Na adolescência, essa atmosfera sufocante tem o efeito oposto ao pretendido: Berenice se sente sozinha, sufocada, e isso a torna vulnerável a qualquer adulto que se interesse por ela. Seus pais não se interessam pelo uso que ela faz da internet e dos vídeos. Ela não fala com eles sobre seus relacionamentos "virtuais". Berenice não foi informada sobre o risco de ser contatada na internet por uma pessoa mal-intencionada ou sobre o fato de que qualquer pessoa pode se esconder atrás de um pseudônimo. Sem essa desconfiança, elas estão se expondo a um risco que não avaliam. Os fatores de risco se acumulam e levam a uma situação dramática.

O que posso fazer: uma família emocionalmente saudável e uma educação não violenta são a melhor maneira de proteger seu filho. Infelizmente, às vezes a vida é difícil e as circunstâncias nem sempre nos permitem manter uma situação familiar saudável e não violenta. Se você se deparou com dificuldades familiares no passado, mas a situação melhorou, é importante falar sobre isso para ajudá-lo a se recuperar das lembranças dolorosas daquele período. Até mesmo uma criança que era muito pequena na época do incidente pode ainda ter uma lembrança do medo, mas não se recorda; portanto, é ainda mais importante que você fale sobre isso! Se você achar difícil falar sobre o assunto (você tem vergonha, medo, se sente muito chateado ou tem dificuldade em encontrar as palavras certas), procure ajuda do outro pai, se houver, de um membro da família, de um amigo ou de um psiquiatra: sua dificuldade em falar sobre o assunto provavelmente indica que ainda há emoções não digeridas, e essas emoções podem afetar o desenvolvimento do seu filho.

Se as dificuldades familiares ainda persistirem, procure ajuda de um psiquiatra, de uma pessoa ou de uma associação qualificada em apoio aos pais, de um serviço de mediação ou de um serviço de apoio à vítima – no caso de disputas conjugais, por exemplo. Mesmo que os conflitos conjugais ocorram fora da presença da criança, tenha em mente que as crianças estão imbuídas da atmosfera emocional e relacional em que crescem, que elas podem sentir seu medo e que isso tem uma grande influência no desenvolvimento delas.

De modo geral, para proteger seu filho dos riscos de ser controlado, você precisa promover um relacionamento saudável com ele, baseado no respeito ao consentimento e à negociação. É melhor evitar disputas de poder desde cedo e evitar a "coerção" (forçar as crianças, controlá-las, impor decisões a elas sem consultá-las, humilhá-las, ameaçá-las etc.), promovendo a disciplina não violenta. Se o seu filho está acostumado a lidar com adultos por meio de ameaças, chantagem, isolamento, humilhação e intrusão, ele correrá o risco de achar que esses processos são normais em seus relacionamentos com outros adultos, seus colegas e relacionamentos íntimos.

Estou ciente de que isso pode parecer uma escolha educacional irreal ou impossível para algumas pessoas. Essa mudança educacional é complexa, pois muitas estratégias do tipo são comuns na França em nosso relacionamento com as crianças e são apresentadas como "educacionais": ameaçar com punição, isolar a criança, pressionar, humilhar, forçar etc. Isso é lamentável, pois uma educação baseada na cooperação é possível, mais respeitosa com a criança, favorável ao seu desenvolvimento e ao desenvolvimento de sua personalidade. E atenção: a educação baseada na cooperação não significa que não há diferença entre o adulto e a criança, ou que a criança é deixada para decidir tudo. Os adultos são responsáveis. Suas necessidades são importantes, não apenas as da criança. Os adultos estabelecem limites, fazem-nos cumprir, aplicam consequências justas que são anunciadas com antecedência e explicam o motivo. E eles envolvem a criança nas decisões que lhe dizem respeito na medida do possível.

A título de exemplo, vale a pena ler o livro de Marion Cuercq, *Une enfance en nORd* (*Uma infância no Norte*, em tradução livre), no qual ela descreve, usando o exemplo da Suécia, como é possível construir uma educação baseada na cooperação e na não violência, em vez de na coerção ou na submissão.

Faça o melhor que puder. Se você acha que cometeu erros, provavelmente não é tarde demais para corrigir e se reajustar. Seja gentil com você, é difícil ser pai ou mãe, e não existe pai ou mãe perfeito.

Agora, você sabe quem são os agressores, quais são suas motivações e como eles operam. Você conhece os diferentes estágios do processo e sabe como identificá-los. Provavelmente, também tem uma melhor compreensão dos fatores de risco da violência sexual com crianças. Vamos então aprender a melhor forma de dissuadir os agressores em três áreas: ensinar seu filho a se proteger, aprender a proteger melhor seu filho e envolver as pessoas ao redor visando à proteção dele.

4
Como ensinar seu filho a se proteger da violência sexual

Como preâmbulo, devemos salientar que cabe à sociedade e aos adultos proteger as crianças e que NUNCA é culpa da criança se ela foi atacada. No entanto, educar as crianças significa prepará-las para o mundo adulto e ensiná-las gradualmente a se proteger e a dizer não.

Para as crianças, a proteção de si mesmas se baseia em cinco habilidades a ter as palavras certas para falar sobre sexualidade (dependendo da idade, é claro), saber que a violência sexual existe (novamente, dependendo da idade), conhecer as regras de segurança corporal, saber como denunciar situações suspeitas e saber como dizer não. Como qualquer outra habilidade, pode ser desenvolvida e praticada. Veja como.

TER AS PALAVRAS CERTAS PARA FALAR SOBRE SEXUALIDADE: EDUCAÇÃO SEXUAL

Com frequência, tive a oportunidade de ver, tanto em meus pacientes que haviam cometido violência sexual quanto em meus pacientes que haviam sido vítimas, até que ponto a falta de educação sexual na infância havia complicado seu desenvolvimento sexual e relacional. Meu trabalho com agressores sexuais envolvia necessariamente uma dimensão de educação sexual (um dos meus pacientes achava que, se um homem fosse castrado, ele morreria como se sua cabeça fosse cortada; vários acreditavam sinceramente na "vagina dentada", a maioria tinha representações muito sexistas das relações de gênero e uma imagem de sedução e sexualidade influenciada pela pornografia). Além disso, a maioria das vítimas não havia integrado totalmente a noção de consentimento por conta própria, devido ao que lhes fora imposto.

Ao preparar este livro, examinei as pesquisas sobre programas de educação sexual, o conteúdo e a execução desses programas. Esta é a minha tentativa de proporcionar a você uma visão geral acerca do assunto.

Muitos pais não se sentem à vontade para conversar com seus filhos sobre sexo. Isso é compreensível. Entretanto, lembre-se de que a falta de educação sexual pode levar seu filho ou adolescente à pornografia para aprender sobre sexo! Portanto, é melhor que o conhecimento de que precisa para se proteger da violência sexual venha de uma fonte confiável, protetora e cuidadosa: você! Mas, acima de tudo, é importante lembrar que a educação sexual é muito mais do que apenas falar sobre sexo! Ela trata de relacionamentos, autoimagem, consentimento (e não apenas de consentimento sexual, mas de uma maneira geral), expressão das emoções... A sexualidade se baseia em muitas habilidades diferentes, incluindo a autoproteção. Na França, por exemplo, o Ministério da Educação descreve três áreas de conhecimento e habilidades para a educação sexual: biológica, é claro, mas também psicoafetiva (autoestima, relacionamentos com outras pessoas, emoções e sentimentos etc.) e social (educação igualitária e igualdade de gênero, consentimento, valores e normas etc.). As intervenções visam desenvolver o pensamento crítico e incentivar o comportamento responsável.

No Brasil, a Base Nacional Comum Curricular (BNCC) reconhece que a educação sexual deve ser abordada de maneira transversal, em todas as etapas escolares. Essa abordagem está presente nos cinco campos de experiências da Educação infantil, principalmente no "O eu, o outro e o nós" e "Corpo, gestos e movimentos", e nas áreas de Ciências, Educação Física e no componente curricular de Projeto de Vida, promovendo o desenvolvimento de competências socioemocionais e uma cultura de respeito e cuidado mútuo. Além disso, a BNCC enfatiza o desenvolvimento de competências socioemocionais, como empatia, respeito e responsabilidade, que são essenciais para uma educação sexual abrangente.

Pesquisas mostram que a educação sexual é protetora: de acordo com a UNESCO[I], ela melhora as atitudes dos jovens em relação ao sexo e à sua saúde sexual; retarda a idade da primeira relação sexual e aumenta sua capacidade de se proteger sexualmente.

A maioria dos programas escolares para prevenir a violência sexual entre crianças e adolescentes foi experimentada e testada. Eles abrangem uma série de tópicos e os programas mais eficazes são aqueles que envolvem as crianças no processo de aprendizado (dramatização, discussão ao invés de apenas ouvir). Infelizmente, a grande maioria desses programas não inclui um fator fundamental para a proteção da criança: o envolvimento dos pais. Os poucos programas que incluem os pais são os mais eficazes, pois quando bem-informados sobre os riscos e vigilantes e ativos na proteção de seus filhos, tornam-se o melhor fator de proteção possível. É aí que você entra!

Para ajudá-lo a lidar com a educação sexual de seu filho, vamos dar uma olhada no que os programas de educação sexual geralmente abordam[II]: anatomia sexual e os nomes das partes do corpo, consentimento e a ideia de que "meu corpo pertence a mim", os dois tipos de sexo, a dimensão relacional da sexualidade e, para crianças mais velhas, violência sexual.

A educação sexual pode começar em uma idade muito jovem, de uma forma apropriada, é claro. Ela abrange informações sobre anatomia e reprodução, sexo e gênero, imagem corporal, mas, acima de tudo, relações entre os sexos e igualdade, especialmente entre meninos e meninas.

Recomendamos que você responda às perguntas da criança em vez de evitar ou fornecer informações que antecipem suas perguntas, a fim de respeitar o ritmo dela, independentemente da idade. É melhor falar sobre o assunto quando ele surge espontaneamente do que de modo artificial, fora de contexto. Há muitas oportunidades para fazer isso: falar sobre relacionamentos com outras pessoas, observar animais no zoológico ou na natureza, ir ao banheiro e trocar de roupa, expressar emoções na vida cotidiana, histórias de filmes, quadrinhos, livros etc.

I **UNESCO.** Educação em sexualidade abrangente. *UNESCO*, 2025. Disponível em: https://www.unesco.org/en/health-education/cse. Acesso em: 25 jun. 2025 (N. do A.).

II Muitos recursos estão disponíveis em livros e na internet para essa tarefa delicada. (N. do A.).

A anatomia, as palavras

O primeiro tópico dos programas de educação sexual geralmente é a anatomia. A educação sexual é importante, especialmente em termos das palavras usadas, porque alguns agressores se aproveitam da ignorância das crianças para as agredi-las sexualmente, com o pretexto de "ensiná-las" sobre sexo. A falta de conhecimento das palavras certas ou o desconforto de uma criança ao descrever suas partes íntimas é um indicador de falta de educação sexual, que pode ser detectada pelo agressor.

Aprender a nomear as partes do corpo é uma das primeiras coisas que você pode fazer, desde cedo, incluindo, pouco a pouco, suas "partes íntimas". A ideia do que significa "íntimo" e de que essas partes íntimas são especiais em comparação com o restante do corpo é então transmitida.

É aconselhável usar as palavras "partes íntimas" em vez de palavras que possam ser ambíguas, pois palavras ambíguas podem impedir que a violência seja revelada. Por exemplo, "ele tocou no meu piu-piu" é ambíguo; "ele tocou nas minhas partes íntimas" não é. Uma maneira simples de ensinar a uma criança o que são partes íntimas é dizer que são as partes sob o traje de banho.

Meu corpo pertence a mim: consentimento

Um segundo tema abordado nos programas de educação sexual é a questão do consentimento. Muitas vezes, acredita-se que prevenir a violência sexual significa explicar o que é violência sexual e dizer às crianças que elas podem ou até mesmo devem dizer não em tais situações.

Não é tão simples assim! As crianças aprendem fazendo, e não ouvindo. Se quisermos que elas digam não quando alguém tratá-las mal, temos que ensiná-las a fazer isso em situações semelhantes, mais simples e cotidianas. Elas precisam ser treinadas para dizer não! Em termos práticos, isso significa verificar se a criança consente quando trata de seu corpo: "Posso te pegar no colo? Te dar um beijo? Fazer um carinho?". Desde muito cedo, é útil que as crianças tenham seus limites corporais respeitados e que lhes seja reconhecido o direito de recusar o contato (exceto quando a segurança delas estiver em perigo, é claro, como pegá-las no colo para protegê-las de um cão agressivo ou segurar a mão delas ao atravessar a rua).

A ideia é que as crianças se acostumem a ser consultadas antes de tocarem seu corpo e sejam informadas sobre o que será feito, por exemplo, durante um procedimento médico ou de higiene. “Vou limpar você, está pronto?” O objetivo é respeitar os limites corporais da criança e dar a ela a experiência regular de que seu corpo lhe pertence, que é ela quem realmente decide o que acontece com seu corpo!

Começamos a aplicar isso desde muito cedo, para que eles se acostumem com o fato de que sempre prestamos atenção à maneira como tratamos seus corpos e suas expressões de consentimento ou recusa. Sim, você leu certo! Desde os primeiros dias de vida! Porque até mesmo um bebê recém-nascido já pode mostrar sinais de prazer ou careta, dependendo se gosta ou não da maneira como está sendo tocado. É importante lembrar que, durante os primeiros mil dias de vida, mesmo que não memorizemos o que acontece conosco na forma de lembranças, memorizamos a maneira como somos tratados e criamos expectativas em nossos corpos: como espero ser tocado, levado em consideração, carregado; como espero que os outros, especialmente meus amigos próximos e parentes, se comportem com meu corpo. Por exemplo, trata-se de avisar o bebê de que vamos trocar sua fralda, de comentar nossos gestos durante a troca, mesmo que ele ainda não compreenda a linguagem verbal. Também é importante observar suas expressões faciais, suas reações, comentá-las e levar em consideração qualquer possível desconforto: essa é a primeira experiência de escuta do seu consentimento – e de consideração com ele. Obviamente, como pai ou mãe, especialmente no início, você nem sempre sabe como decifrar as expressões do seu bebê. Isso é normal, e não há problema em errar! O importante é você se lembrar que os bebês expressam o que gostam ou não gostam e, na medida do possível, prestar atenção e respeitá-los.

Uma criança que está acostumada a ser tratada em seu corpo, desde muito cedo, com sensibilidade, escuta e consideração, estará mais bem equipada para reagir assim que qualquer comportamento diferente for detectado. Isso não significa que você tenha que ser cuidadoso o tempo todo e que qualquer pequeno erro seja trágico, apenas que você deve ter isso em mente ao cuidar de seu bebê: que ele já está aprendendo como seu corpo merece ser tratado.

- Estudo de caso: uma visita ao pediatra

Adrienne, de 5 anos, tem uma infecção urinária. Sua mãe a leva ao pediatra, que a examina. Adrienne estava usando calcinha e, durante o exame, o pediatra abaixou sua calcinha para examiná-la, sem lhe dizer ou perguntar. Adrienne se vira para a mãe e comenta: "Isso é estranho!"

Claramente, Adrienne foi educada para não consentir e é isso que lhe permite, apesar de sua pouca idade, reagir à situação e perceber que há algo incomum na maneira como o pediatra trata seu corpo.

Na situação acima, se você fosse a mãe de Adrienne, o que diria ao médico e a Adrienne (na hora ou depois)? Lembre-se de que não se trata de fazer barulho, mas também não se trata de não dizer nada! O que você diria? Como você diria? Essa é uma situação complicada porque você não quer criar conflito com o médico, é claro. Porém, é importante não ensinar seu filho a ser submisso a uma figura de autoridade ou a alguém de quem ele possa precisar.

Para o médico, poderia ser "o senhor não a avisou antes de tirar a calcinha" (*nomeie*), possivelmente acrescentando "isso a surpreendeu um pouco", por exemplo, e depois "preferimos que você a avise antes de tirar a calcinha dela" (*reformule* – e pronto!).

Tenha cuidado, não se trata de ir de um extremo ao outro, de nunca mais ousar tocar seu filho sem verificar o consentimento dele ou de fazer comentários a qualquer pessoa que se atreva a tocar seu filho sem pedir! As crianças não são feitas de açúcar. Também não se trata de não estabelecer limites para seu filho e deixar que ele decida tudo! Se for necessário um tratamento, por exemplo, não cabe à criança decidir. Entretanto, ela pode ser informada sobre o tratamento que será realizado e por quê. E, por fim, não ensinar as crianças a obedecer de forma submissa não significa deixar de ensiná-las a ter disciplina!

Acabamos de ver como educar as crianças em uma cultura de consentimento. Depois, à medida que as crianças ficam mais velhas, é útil conversar mais com elas, especificamente sobre o consentimento sexual.

Educar as crianças sobre o consentimento também significa falar sobre isso, é claro! Para crianças, o vídeo no YouTube *Consent for kids* (Consentimento para crianças), por exemplo, explica o consentimento dando exemplos de situações concretas sobre a escolha de dar um abraço ou um beijo. Os vídeos estão em inglês, mas você pode ativar as legendas em português e lê-las em voz alta, enquanto ela assiste.

Para crianças mais velhas, você pode mostrar o vídeo *Consent, It's simple as tea* (Consentimento: simples como uma xícara de chá), que as ajuda a entender o consentimento de forma bem-humorada, comparando-o a aceitar ou recusar uma xícara de chá (eu recomendo, é muito engraçado, e também tem legendas em português).

O que é consentimento sexual segundo a legislação e os princípios legais no Brasil:

Consentimento sexual significa dar autorização clara e voluntária para um ato sexual — com ou sem contato físico. Para que o consentimento seja considerado válido e legítimo, ele deve atender aos seguintes critérios:

- Deve ser livre, consciente e informado.
- Deve ser dado diretamente pela pessoa envolvida (não por terceiros, como um dos pais).
- O silêncio não é consentimento.
- A ausência de resistência física não é consentimento.
- O consentimento sexual pode ser retirado a qualquer momento, mesmo durante as relações sexuais: o parceiro deve respeitá-lo imediatamente e sem pressão.
- O fato de duas pessoas terem feito sexo no passado não significa que elas sempre consentirão no futuro.

O consentimento sexual não pode ser dado:

- Com pessoas em posição de autoridade: relações sexuais que envolvem indivíduos que exercem autoridade ou ascendência sobre a vítima — como pais, padrastos, professores, religiosos, treinadores esportivos, médicos ou empregadores — podem ser consideradas abusivas, mesmo que haja consentimento. A legislação brasileira reconhece que o desequilíbrio de poder nessas relações pode comprometer a capacidade de consentimento livre e informado da vítima.
- Se houver uso de violência, grave ameaça ou coerção: qualquer ato sexual obtido mediante violência física, ameaça grave ou coerção é considerado estupro, independentemente do consentimento aparente da vítima.

Se a pessoa estiver sob efeito de álcool, drogas ou inconsciente: relações sexuais com indivíduos que, devido ao uso de substâncias ou por estarem inconscientes, não possam oferecer resistência ou compreender o ato, são classificadas como estupro de vulnerável, mesmo que não haja violência física.

- Se a pessoa tiver menos de 14 anos de idade: no Brasil, a idade mínima para consentimento sexual é de 14 anos. Qualquer ato sexual com menores de 14 anos é considerado estupro de vulnerável, independentemente do consentimento ou da diferença de idade entre os envolvidos.

Há muitos outros vídeos do YouTube que tratam do assunto. Lembre-se também de que o mais importante não é tanto mostrar esses vídeos a seu filho, mas conversar com ele depois – aprendemos muito mais quando participamos ativamente! Eles também podem ser usados em um jogo etc.

Os animais de estimação também podem ser uma boa maneira de ensinar o consentimento: você pode puxar o rabo do seu gato? abraçá-lo sempre que tiver vontade? acariciá-lo quando ele estiver dormindo? por quê? e assim por diante.

Por fim, educar seu filho sobre o consentimento também significa ensiná-lo a respeitá-lo tanto em relação a você quanto aos outros.

▪ Estudo de caso: meu filho não respeita meu corpo

Você tem convidados à mesa e seu filho de 3 anos agarra seu braço e começa a subir no seu colo sem pedir. Ele se ajoelha na sua frente, fica entre você e o seu amigo que está conversando com você, ou mexe com o seu rosto enquanto você está falando.

Nesse caso, você precisa ajudar seu filho, que certamente precisa de atenção, a encontrar maneiras de expressar suas necessidades que respeitem mais o seu corpo! É importante, mesmo que seja complicado na presença de convidados, fazer que seu filho entenda que o comportamento dele não é aceitável para você e também ajudá-lo a encontrar outra maneira de lidar com a situação. Você pode tentar entender as necessidades de seu filho e procurar um meio-termo entre as necessidades ou desejos dele e o seu desejo de aproveitar a visita de seus convidados. Talvez ele esteja entediado e precise de algo para se ocupar? Talvez ele esteja com fome ou com sono?

Poderia ser: "Olha, vejo que você está entediado e gostaria de receber minha atenção. Porém, eu gostaria de conversar com meus amigos que não vejo com frequência e não gosto da maneira como você me toca (*nomeie*). Não concordo que você me machuque ou me toque dessa forma (*reformule*). Sugiro que você venha e se sente no meu colo para desenhar. Mas se você me machucar ou me envergonhar ficando na minha frente, eu o colocarei no chão novamente. Você entendeu?" Essa é uma interação típica baseada na cooperação, em que as necessidades da criança e do adulto são levadas em conta para propor uma solução aceitável, com base no *Nomear-Reformular*.

- Estudo de caso: comportamento sexual normal e inadequado em diferentes idades

Na escola maternal, dois meninos de 4 anos estão brincando separados no *playground*. Eles abaixaram as calças e estão mostrando os órgãos genitais um ao outro. A professora os surpreende e explica que não pode mostrar as partes íntimas.

Ela informa aos pais quando eles vão buscar seus filhos.

O que você faria no lugar deles? Você acha que esse comportamento é normal ou não?

Se você tiver alguma dúvida sobre se o comportamento sexual de uma criança não é normal, há uma grade muito útil para ajudá-lo a resolver o problema[III]. Ela leva em conta se o comportamento é único ou repetido, ou persiste apesar das explicações sobre o que é proibido ou permitido e por quê. Na situação anterior, aos 4 anos de idade, esse comportamento é normal, mas se tornará mais preocupante se for repetido apesar das explicações dadas pelo professor e pelos pais.

No Brasil o Canal Familiar da Fundação Abrinq pelos Direitos da Criança e do Adolescente produz materiais educativos sobre os direitos das crianças, incluindo cartilhas sobre prevenção da violência sexual.

Por fim, respeitar o corpo e a privacidade de outras pessoas também significa aprender a bater na porta antes de entrar em um cômodo, não adentrar no banheiro ou no lavabo se alguém estiver lá, aprender a fechar as portas dos cômodos quando você estiver neles e respeitar a privacidade física e psicológica da criança e do adolescente em suas várias formas: respeitamos os pedidos de privacidade da criança quando ela os expressa, e nos certificamos de que os outros membros da família também os respeitem. É claro que esse respeito é

III Children's sexual behaviour (Comportamento sexual de crianças) no *site* https://violences- sexuelles.info/ (N. do A.).

mútuo: também esperamos que a criança respeite nosso pudor e bata na porta antes de entrar em nosso quarto, assim que tiver idade suficiente para isso.

Os dois tipos de toque: apropriado/inapropriado

Uma terceira ideia transmitida às crianças em programas de educação sexual é que há dois tipos de toque: aqueles que são apropriados e os que não são. Prefere-se a expressão "apropriado ou não" em vez de "bom ou mau" ou ainda "agradável ou desagradável", pois um toque sexual pode gerar confusão na criança, sendo fisicamente agradável, mas emocional ou psicologicamente desagradável ou perturbador. Novamente, usar situações concretas como ponto de partida é mais eficaz em termos de prevenção do que simplesmente falar sobre o assunto. Dê exemplos, pergunte a seu filho como a criança da história pode reagir e quais serão as consequências para ela, o que ajudará seu filho a perceber o valor de falar e pedir ajuda quando houver um problema. Você pode até mesmo representar a resposta protetora da criança usando fantoches, personagens, bonecas etc.

Lembre-se de salientar que o toque inadequado pode vir de um estranho, mas também de alguém que você conhece ou até mesmo de alguém que você ama.

Você pode dar os seguintes exemplos:

"A babá faz cócegas em Rena, que tem 4 anos de idade. Ela dá uma risadinha. Depois, ela continua a rir, mas diz 'pare com isso!', rindo. O que você acha? Esse toque é apropriado ou não? O que a babá deve fazer?". Aqui, você precisa fazer que a criança entenda que, se Rena disser "pare", você deve parar, mesmo que ela esteja rindo.

"O vizinho tentou tocar suas partes íntimas várias vezes. Isso é um toque apropriado ou inapropriado? O que você faz?"

"Você está em uma festa do pijama e o irmão mais velho da sua namorada quer tirar uma foto de você nua no banheiro. Você não está sendo tocado, mas isso é apropriado ou não? O que você está fazendo?"

Pode ser útil ensinar às crianças frases simples, como "ninguém tem o direito de tocar ou olhar minhas partes íntimas" ou "ninguém tem o direito de me mostrar ou pedir que eu toque suas partes íntimas", e praticar a repetição dessas frases. Dessa forma, elas estarão muito mais disponíveis se precisar, o que é um impedimento para o agressor. Pode parecer bobagem ou supérfluo, mas lembre-se de que os programas de prevenção de agressão sexual que provaram seu valor envolvem treinamento como este. Os programas que são meramente "teóricos" são menos eficazes.

O toque também é essencial para o desenvolvimento da criança: se você oferecer a seu filho experiências regulares de toque afetuoso e reconfortante, isso o ajudará a comparar com outros toques. Mas não significa evitar todo contato corporal; pelo contrário, trata-se de verificar se seu filho realmente quer um carinho, se gosta de beijos ou não, se os quer ou não, e respeitá-lo desde muito cedo, tendo em mente que, no início, ele demonstrará seu consentimento principalmente por meio de seu comportamento e expressões faciais.

- Preparando o cenário: a vovó e o vovô dão um carinho

Marina tem 7 meses de idade. Ela está dormindo em seu carrinho de bebê no parque, sua mãe cuida dela. Sua avó, que se junta a elas, exclama "Minha neta é tão fofa", e pega a menina nos braços, acordando-a.

Ou: Prisca tem 18 meses de idade, está começando a andar pela sala. Ela passa pelo avô, que a agarra e lhe dá um beijo. Prisca chora e se debate.

Como pai ou mãe, o que você faria?

Em ambas as situações, os avós demonstram falta de sensibilidade em relação à criança e ao seu consentimento. Eles parecem se comportar de forma impulsiva, sem verificar como a criança se sente ou se ela também quer um carinho. O objetivo aqui é dar o exemplo para a criança, identificando situações de toque inadequado na vida cotidiana e intervindo para acabar com elas. Como sempre, você pode *nomear e reformular* – e depois seguir em frente. Por exemplo: "Você está pegando a Marina enquanto ela está dormindo, e isso a acorda (*nomeie*). Quero que você respeite o sono dela e verifique o que ela quer antes de pegá-la no *colo* (*reformule*)". Ou: "Você pega a Prisca quando ela passa (*nomeie*). Quero que você verifique com Prisca se ela quer ser abraçada ou beijada e não a pegue de surpresa (*reformule*)".

A situação seguinte levanta essa questão em um contexto mais fácil de antecipar: nesse caso também, trata-se de um membro importante da família que você não quer machucar; aqui, novamente, como você pode ajudar a criança a detectar toques inadequados e ensiná-la que ela será defendida e que não precisa suportar isso "para agradar?"

- Estudo de caso: beijando o vovô?

Marie, de 4 anos, explica que não gosta de beijar. O vovô virá nos visitar no próximo fim de semana. Ele quer muito que o beijemos. Como você lida com essa situação?

Imagine como você faria para impor a recusa de sua filha ao avô dela. O que você poderia dizer? Como você poderia ser apoiado pelo outro pai, se houver um, ou pela parceira do avô? Obviamente, o avô tem um significado especial quando se trata de beijos: "ele é muito apegado a eles". O que significa para ele se Marie recusar? Exemplos: que ela não o ama, que tem nojo dele, que Marie não está feliz em vê-lo... Como podemos ajudar o vovô a ver as coisas de forma diferente? Como você explica a Marie que ela não precisa beijá-lo, mas que você precisa cumprimentá-lo, pois é importante ser educado? Como sempre: "Marie não quer um beijo" (*nomeie*). "Não quero que ela seja forçada. Marie o cumprimentará de outra maneira" (*reformule*).

A dimensão relacional da sexualidade

Depois da anatomia, do consentimento e dos dois tipos de toque, a dimensão relacional da sexualidade é a quarta dimensão abordada nos programas de educação sexual. Assim que as crianças tiverem idade suficiente para lhe fazer perguntas sobre sexo, antes de falar sobre os riscos (ISTs ou violência sexual!), a ideia é fazê-las entender que o sexo é, antes de tudo, amor, ternura e um relacionamento especial entre dois adultos. É algo precioso e íntimo que precisa ser protegido.

Caso seu filho adolescente seja mais velho e sexualmente ativo, você pode conversar com ele sobre o *site commentonsaime.fr* (depois de você mesmo consultar para ter uma ideia: alguns assuntos são delicados e não são adequados para adolescentes mais jovens). Este *site* está em francês, mas, acessando pelo navegador Google, ele trará a opção de traduzir a página para português.

Como vimos, as crianças aprendem essencialmente por imitação, em vez de fazer o que lhes é dito. A qualidade do seu próprio relacionamento como casal, a maneira que você se comunica com o outro pai ou com o seu parceiro, a maneira como você lida com os conflitos e os resolve – tudo isso é um modelo para o seu filho. Portanto, pode ser útil que vocês aprendam a se comunicar melhor como casal, se acharem necessário.

Como pai ou mãe, estudos demonstraram que você desempenha um papel importante na maneira como seu filho adolescente desenvolve o comportamento sedutor e o compromisso sexual. De acordo com a pesquisa, os fatores que influenciam esses comportamentos são:

- a maneira como você *gradualmente* dá liberdade ao adolescente (monitorar em vez de controlar);
- a maneira como você se comunica sobre relacionamentos amorosos;
- o modelo relacional que você oferece, no relacionamento com seu filho ou com seu parceiro e família (com ou sem violência, com ou sem dominação, com ou sem controle, com ou sem comunicação...).

Sim, eu sei: isso o pressiona, mas não se preocupe... Você não precisa ser perfeito, e não se esqueça de que pode compensar os erros que cometeu.

COMO INFORMAR SEU FILHO SOBRE VIOLÊNCIA SEXUAL

Vimos que os programas de prevenção da violência sexual desenvolvem quatro habilidades principais, sendo a primeira baseada na educação sexual (incluindo anatomia, consentimento, tipos de toque e a dimensão relacional da sexualidade). A segunda dimensão dos programas de prevenção da violência sexual envolve informar as crianças sobre a violência sexual em si.

Muitos pais temem traumatizar seus filhos ao falar sobre violência sexual. De fato, precisamos ter cuidado com a forma como falamos sobre isso, o que dizemos e em que idade o fazemos. Entretanto, os programas de educação sexual nas escolas demonstraram que não aumentam a ansiedade das crianças, nem a dos pais, tampouco aumentam o medo do toque para as crianças. Pelo contrário, eles podem tranquilizar, dando às crianças e a seus pais uma sensação de controle quanto ao perigo.

Se você tentar proteger seu filho da violência sexual sem informá-lo de que ela existe, estará limitando a capacidade da criança identificar e denunciar situações ambíguas, reduzindo seu poder de ação em mais de 50% e correndo o risco de reagir tarde demais!

Por outro lado, saber que a violência sexual existe significa saber como expressá-la quando ela ocorre. Significa saber como identificar comportamentos suspeitos, pois as crianças conseguem decodificá-los corretamente. Também significa saber como evitar situações de risco. É essencial sensibilizar seu filho gentilmente para o que você aprendeu aqui.

A Fondation Marie-Vincent recomenda que a prevenção da violência sexual seja baseada em cinco "intocáveis", de acordo com o acrônimo FRIPE: "Falar sobre sexualidade com seu filho abordando: relacionamentos igualitários; indicadores de violência sexual e habilidades de autoproteção; palavras reais sobre partes sexuais e noções de intimidade; emoções; pensamentos e autoestima"; diferentes temas que encontraremos ao longo desta seção.

Ao responder às perguntas de uma criança sobre sexualidade, o importante é que você se lembre de falar sobre amor e ternura, e não se concentre exclusivamente nos riscos. o ideal é que um relacionamento amoroso consiste em cuidar de você e da outra pessoa, ouvindo e respeitando a si mesmo, seu corpo e seus desejos – essa é a mensagem essencial que seu filho precisa ouvir!

Se o seu filho fizer uma pergunta sobre sexo, para ter certeza de que você não o chocará, comece perguntando o que ele sabe, entendeu ou o que ouviu. Isso permitirá que você ajuste a sua resposta ao estágio de desenvolvimento dele. Por exemplo, uma criança pequena pode estar interessada em saber que um bebê nasce do encontro da semente da mamãe com a semente do papai, mas talvez ainda não esteja pensando em como essas duas "sementes" se encontram.

Saber como falar sobre sexo, as palavras certas, ajuda as crianças a se protegerem. É mais provável que os agressores sexuais ataquem crianças ou adolescentes que se sintam desconfortáveis, ignorantes, confusos ou envergonhados em relação ao sexo.

Você não se sente à vontade para conversar com seu filho sobre sexo? Isso é algo em que você pode trabalhar! Talvez isso se deva em parte à maneira como você foi ou não foi informado sobre sexo em sua própria infância? Falar sobre essa dificuldade e sua história com amigos próximos, outros pais ou seu parceiro, se houver, certamente pode ajudá-lo a se afastar e a desenvolver outros jeitos, outras maneiras de fazer as coisas. Você pode obter livros sobre educação sexual ou procurar informações na internet – há muitos recursos (consulte a seção de dicas e recursos no final deste livro). Na medida do possível, tente se antecipar, ou seja, pense em tudo isso *antes que* seu filho atinja a idade em que começa a fazer perguntas para as quais você pode não estar preparado. Se essas diferentes estratégias não funcionarem, pode ser útil procurar ajuda para entender o bloqueio. Lembre-se: a educação sexual é muito mais do que falar sobre sexo, sobre anatomia e reprodução, é claro, mas também é sobre consentimento e toque e, portanto, sobre relacionamentos, igualdade entre gêneros, expressar emoções, sentimentos e desejos, saber dizer não e aceitar que os outros digam não, praticar a autoproteção, ter uma boa autoimagem etc.

As páginas no final da seção Dicas e recursos dará a você ideias de livros, vídeos e recursos da internet adequados à idade para apoiar a educação sexual do seu filho. Você não está sozinho!

ENSINANDO REGRAS DE SEGURANÇA CORPORAL

Depois da educação sexual e das informações sobre violência sexual, a terceira habilidade útil a ser desenvolvida nas crianças é o conhecimento e a aplicação de regras de segurança corporal.

O pressuposto aqui é que um possível agressor terá mais dificuldade em confundir seu filho se você tiver comunicado regras claras. Por exemplo:

- Ninguém tem o direito de tocar suas partes íntimas sem a sua permissão.
- Ninguém tem o direito de olhar ou tirar fotos/filmes de suas partes íntimas.
- Ninguém tem o direito de obrigá-lo a tocar suas partes íntimas ou mostrá-las a você.
- Você tem o direito de tocar e olhar para suas partes íntimas, mas somente quando estiver sozinho.
- Nunca guarde segredo se alguém tocar em você ou olhar para suas partes íntimas, ou fizer você tocá-lo ou olhar para as partes íntimas dele.
- Ninguém tem o direito de mostrar a você desenhos, fotos ou vídeos de pessoas nuas.
- Se isso acontecer, afaste-se do local o mais rápido possível e conte a um adulto de confiança assim que possível.

Para crianças mais velhas:

- Um adulto não tem o direito de fazer piadas de cunho sexual na sua frente.
- Os adultos não têm o direito de contar-lhe sobre a vida sexual deles.
- Os adultos não têm o direito de mostrar-lhe material pornográfico.
- Se isso acontecer, se você puder, diga ao adulto para parar. Caso contrário, saia imediatamente, se possível, e conte a um outro adulto de confiança assim que puder.

INCENTIVE AS PESSOAS A SE MANIFESTAREM E COMBATA O SIGILO

Essa quarta dimensão da proteção infantil baseia-se no fato de que a grande maioria dos agressores prepara a agressão com pequenas transgressões de limites, que uma criança orientada pode perceber e sinalizar para você, especialmente se ela estiver acostumada a ter sua privacidade (física e psicológica) respeitada.

Aqui, como sempre, o treinamento e o hábito são eficazes. Se o seu filho estiver acostumado a ser ouvido por você e você se interessar pelo que ele vivenciou durante o dia, é muito mais provável que seu filho fale com você sobre o que o está preocupando ou incomodando.

Uma opção é disponibilizar um tempo regular, todos os dias, se possível, para que vocês conversem sobre os eventos do dia. Durante essas discussões repetidas, a criança aprende que você está interessado na vida dela, que a ouve e que ela pode contar com seu apoio quando tiver dificuldades. Adquira o hábito de não minimizar as preocupações e emoções difíceis da criança: algo que pode parecer insignificante para você pode ser muito importante para ela. Ouça a criança, aceite suas emoções e veja se precisa de ajuda para resolver suas dificuldades (não sugira sistematicamente soluções para seus problemas; deixe-a desenvolver a capacidade de encontrar soluções por conta própria). Seu filho é uma das pessoas mais importantes da sua vida? O bem-estar atual e futuro dele é uma prioridade sua? Não deixe que ele duvide disso! Mostre-lhe regularmente que ele é importante para você e que você está lá para ele.

“

Esta é a história... de Alice,
abusada sexualmente por seu professor de francês

Alice, de 13 anos, sente-se mal consigo mesma e está passando por um momento muito difícil porque sua irmã teve sérios problemas de saúde durante um ano, o que a levou a ser hospitalizada regularmente. Alice se sente sozinha e não tem amigos próximos com quem conversar, pois seus pais estão muito preocupados com o estado de saúde da irmã. Sua única válvula de escape é escrever poesia.

Um dia, no final da aula de francês, seu professor foi falar com ela porque achou que ela estava triste e perguntou o que estava acontecendo. Alice então abre o seu coração e, enquanto o professor a ouve, ela lhe mostra seus poemas, que nunca havia mostrado a ninguém antes. O professor a elogia, dizendo que seus poemas são muito comoventes e que ela é obviamente muito talentosa (elogios, você sabe como eles entorpecem o senso crítico quando está no controle?). Ele dá a ela seu número de celular e pega o de Alice, dizendo que ela pode ligar para ele se quiser conversar, de dia ou de noite (violação de limite). No fim de semana seguinte, a irmã de Alice é internada novamente no hospital e Alice não está bem: ela liga para o professor para falar com ele. Ele a ouve, demonstra preocupação e mais uma vez a elogia: “Você transmite algo especial, algo mágico, você é muito talentosa, mal posso esperar para vê-la na aula de segunda-feira”. Na segunda-feira, ele dá a Alice um livro de poemas, pedindo que ela o mantenha em segredo (mais um desrespeito aos limites como professor, um presente sem dúvida destinado a tornar Alice dependente e a entorpecer suas faculdades críticas). Na saída da escola, ele encontra Alice sozinha e se oferece para caminhar com ela. Ele declara seu “amor” por ela, dizendo que nunca sentiu algo assim por ninguém, e declama um poema para ela (a investigação mostrará que ele fez isso com pelo menos cinco vítimas). Algumas semanas mais tarde, depois de uma série de contatos íntimos e violações de limites, ele a convidou para ir à sua casa depois da escola. Apesar da hora tardia em que a filha voltou, o pai de Alice não lhe fez nenhuma pergunta. Na semana seguinte, novamente convidada para ir à casa do professor, Alice foi tocada por ele. Mais uma vez, ele diz a Alice que é um segredo, que eles não devem revelar a ninguém. Depois de mais de seis meses, uma das amigas de Alice a flagrou entrando na casa do professor de francês com ele. Foi essa amiga que contou aos pais dela, que então descobriram os fatos.

Os procedimentos legais estão em andamento. Esse professor de francês claramente tem um perfil de “pseudoamor”, ou seja, tenta fazer que ele e a vítima acreditem que se trata de um relacionamento amoroso para evitar ver a violência sexual, o controle e a manipulação. Nessa situação dramática, vemos como as circunstâncias familiares difíceis de Alice precipitaram uma oportunidade de aproximação por parte do agressor e impediram que os pais percebessem os sinais de alerta: ocupados demais resolvendo os problemas de saúde da irmã, os pais não estavam disponíveis para a filha. Alice diz que não queria falar com os pais sobre seu sofrimento porque não queria "aumentar o fardo deles". Alice também se sentia negligenciada e magoada por seus pais não perceberem o quanto estava mal.

Às vezes, como no caso de Alice, as provações da vida nos tornam menos disponíveis para nossos filhos. Infelizmente, os agressores tentam tirar vantagem disso. Nessas circunstâncias, nem sempre podemos estar tão disponíveis quanto gostaríamos para nossos filhos. Pode ser útil simplesmente contar a eles. E, talvez, na medida do possível, ter em mente que essa pode ser uma situação de risco para seu filho e ver se há maneiras de você estar mais disponível ou de conseguir alguém confiável para assumir o controle.

Muitos relacionamentos abusivos começam ou se desenvolvem com a introdução de um segredo: isso permite que o agressor teste se a criança vai se submeter ou falar. Se a criança guardar esse primeiro segredo aparentemente inofensivo, isso dará ao agressor sinal verde para passar à agressão. Em seguida, ele pedirá que a criança também guarde segredo sobre a violência sexual. Foi o que aconteceu no caso de Alice, quando seu professor lhe deu um livro de presente e pediu que ela guardasse segredo.

A maioria dos programas de prevenção da violência sexual recomenda que os pais estabeleçam uma regra clara: "Não há segredos na família". Isso permite que as crianças reajam com clareza no dia em que alguém lhes pedir para guardar um segredo. Segredos são suspeitos!

O objetivo é ensinar às crianças que elas não devem guardar segredos, especialmente se estiverem relacionados ao seu próprio corpo ou ao de outra pessoa. Para isso, nunca se deve pedir à criança que guarde um segredo, e essa regra familiar deve ser respeitada. Na vida cotidiana, pode ser útil usar a palavra "surpresa" ao preparar um presente ou uma festa para alguém e, em vez disso, usar a palavra "segredo" para algo que é pesado e doloroso. Uma *surpresa* é temporária e alegre; um *segredo* é pesado e precisa ser guardado para sempre. Portanto, é importante que as crianças aprendam a não ficarem sozinhas com um segredo.

A vantagem dessa regra é que ela protege seu filho contra uma série de situações, não apenas contra a violência sexual: extorsão, violência física, assédio etc. No caso de Alice, essa regra poderia tê-la ajudado a detectar as más intenções do professor ou a contar para alguém próximo a ela.

DIZER NÃO

Saber dizer "não" é a quinta habilidade essencial que as crianças precisam para se proteger, especialmente contra a violência sexual.

Como vimos, as crianças aprendem principalmente por imitação: para aprender a dizer não e a se impor, elas precisam ver os adultos fazendo isso e ter oportunidades de praticar. Como a pessoa com quem seu filho se sente seguro, você é a melhor pessoa com quem ele pode praticar. As crianças precisam sentir que podem dizer não a você, por exemplo, quando algo lhes desagrada ou quando você as toca de uma forma desagradável para elas.

Por volta dos 2 anos de idade, as crianças geralmente passam por uma fase de oposição em que dizem não com muita frequência. Essa é uma fase essencial para você aprender a ser assertivo e também para aprender gradualmente a negociar em vez de impor sua vontade aos outros. Portanto, não se trata de ceder à criança, mas de validar o fato de que ela tem o direito de discordar e, em seguida, se necessário, negociar se for possível (nunca negociamos sobre questões de segurança, como dar a mão para atravessar a rua, por exemplo)[IV].

Outro contexto em que seu filho aprenderá a se impor é no relacionamento com outras crianças, sobretudo com irmãos ou primos, se houver. Ajudar seu filho a resolver conflitos com os colegas pode prepará-lo consideravelmente para se defender do *bullying*. Mais uma vez, uma criança que não é deixada à própria sorte nos conflitos com os outros e que é gradualmente ensinada a

IV Para saber mais sobre o desenvolvimento da capacidade de dizer não ao longo da vida e trabalhar com exercícios práticos, consulte meu livro *La puis-sance réparatrice de votre cerveau* (Editora Dunod, 2021) (N. do A.).

resolver disputas (sem que você as resolva para ela) será menos vulnerável, por exemplo, na escola.

Na adolescência, a qualidade da comunicação entre pais e adolescentes é ainda mais importante, pois os adolescentes correm mais risco de serem expostos à violência, principalmente à violência sexual. De acordo com a pesquisa, a qualidade do relacionamento, a sensibilidade dos pais em relação ao adolescente e o sentimento de "conexão" entre eles ajudam a garantir que o adolescente mantenha seus pais informados rapidamente sobre o que o preocupa e evitam comportamentos que possam afetá-los.

É importante saber que a criança que fala com um adulto sobre algo que a preocupa – especialmente se tem medo da reação do adulto ou se sente culpada – vai abordar o assunto em etapas e falar de forma indireta sobre o problema, ao invés de contar tudo de uma vez. A criança pode fazer uma pergunta geral, mencionar uma história que "aconteceu com um amigo" ou abordar indiretamente o problema que a está incomodando. Somente se o adulto for um bom ouvinte é que ele poderá incentivá-la a falar novamente.

Os agressores sexuais de crianças que atendi em terapia disseram-me que sabem identificar aquelas que não estão acostumadas a se expressar e a serem ouvidas, e que evitam atacar crianças que falam alto, que são assertivas e que possuem a capacidade de dizer não e de relatar fatos rapidamente, se necessário. Por outro lado, esses agressores se aproveitam de momentos em que a criança ou o jovem estavam vulneráveis: sentiam-se sozinhos, tristes, abandonados, incompreendidos pelos pais, eram crianças em instituições de acolhimento ou cujos pais estavam sobrecarregados com seus próprios problemas ou dificuldades (de saúde, profissionais, familiar etc.). Essa vulnerabilidade e a falta de diálogo da criança com um adulto disponível permitiram que o agressor estabelecesse um relacionamento especial com a criança ou o adolescente em questão.

A importância de se atrever a fazer perguntas

Gisèle tinha 17 anos de idade quando foi estuprada por um "amigo" que não suportava que ela recusasse seus avanços sexuais.
Havia sinais de alerta que ela não contou a ninguém: em duas ocasiões, esse pseudoamigo a ameaçou e até bateu nela porque Gisèle recusou seus avanços. Ela não tinha com quem conversar; tinha acabado de se mudar para uma nova escola e morava com a mãe, que estava sobrecarregada com a adaptação à nova casa e a procura de emprego. Após esses episódios precursores, Gisèle se tornou retraída, temendo encontrar esse homem em sua vizinhança e evitando sair sozinha. Sua mãe, que deveria acompanhá-la à escola porque ela não conseguia ir sozinha, não lhe fez nenhuma pergunta. Se o relacionamento estivesse melhor com a filha, se a comunicação tivesse sido de mais qualidade, se sua mãe tivesse perguntado por que ou do que ela tinha medo, o pior poderia ter sido evitado.

Se você notar uma mudança no comportamento ou no humor de seu filho, novos medos ou uma mudança na relação dele com o próprio corpo, demonstre seu interesse e preocupação: se possível, pergunte o que está acontecendo com ele, como ele entende essas mudanças e como você pode ajudá-lo.

Esta é a história de... Carla, que foi repreendida por querer manter sua privacidade

Carla tem 33 anos e me procurou porque foi abusada sexualmente por seu primeiro parceiro, Marc, quando tinha 16-17 anos. Ela me conta que foi criada em uma família que praticava o naturismo. O problema é que, quando ela era adolescente, isso começou a incomodá-la, e sua família não ouviu seus protestos (dimensão incestual). A partir dos 8 anos de idade, todo verão ela ia para um acampamento naturista com a mãe e o padrasto, onde passava o dia inteiro nua com a família e os amigos dos pais, e a partir da adolescência passou a ser alvo dos comentários deles porque ficava em seu traje de banho. Carla me conta: "É como se eu tivesse que suportar isso, não tinha voz. Era como se meus sentimentos e minha privacidade não importassem. Então, quando Marc começou a me forçar a realizar atos sexuais que eu não queria, era como se eu também não tivesse voz. Como se fosse normal que coisas sexuais fossem impostas ao meu corpo. Acho que foi por isso que levei tanto tempo para entender que eu havia sido abusada sexualmente por Marc e conseguir falar sobre isso."

Carla cresceu em um ambiente incestuoso, com pouco respeito por seu consentimento, pouca sensibilidade ao que ela poderia sentir e nenhuma consideração por seus sentimentos. Ela sente que foi condicionada a se comportar como se sua opinião não contasse, como se seu corpo não merecesse ser respeitado, o que a tornou vulnerável para violências sexuais.

Por outro lado, uma criança que está acostumada a ter seus sentimentos verificados, sua privacidade respeitada e que é incentivada a dizer não e a se impor levando em conta o que expressa tem muito mais probabilidade de reagir de forma autoprotetora em relacionamentos abusivos.

Ao ler esta seção, você se preocupa com seu filho ou adolescente? Acha que ele é tímido ou não é assertivo? Então nunca é tarde demais! Lembre-se de que você é um modelo para eles e que é também por meio do relacionamento com você que eles aprendem e crescem.

Além disso, ou se você não tiver nenhuma dificuldade especial em dizer não, há várias coisas que pode fazer para ajudar seu filho ou adolescente a progredir: praticar uma arte marcial ou fazer aulas de defesa pessoal, fazer teatro e/ou consultar um psiquiatra, por exemplo.

Por fim, as crianças se sentirão mais seguras se souberem que há serviços aos quais podem recorrer em caso de dificuldades: Disque 100 ou 190, é claro, mas também várias linhas de ajuda por telefone e pela internet para jovens, pessoas que estão sozinhas ou sofrendo, ou vítimas: consulte a seção de dicas e recursos no final do livro para obter detalhes. Pode ser útil informar seu parceiro sobre esses serviços, para que ele possa usá-los se você estiver temporariamente indisponível, ou para que ele possa passar as informações a um amigo em dificuldade.

Leitura adicional

Se achou os cenários difíceis porque se impor ou dizer não é complicado para você, é importante que faça progressos nesse ponto. Lembre-se de que você é um modelo para seu filho e que, para aprender a dizer não e ser assertivo, ele precisa se inspirar na sua maneira de fazer as coisas. Você pode entrar em contato com um terapeuta cognitivo-comportamental (TCC) para participar de um grupo de assertividade, por exemplo. Pode também ler o livro *Como se relacionar bem usando a Comunicação Não Violenta*, de Thomas d'Ansembourg.

5
Como proteger ativamente seu filho

PRATIQUE A NOMEAÇÃO E A REFORMULAÇÃO

Já vimos isso várias vezes nos cenários dos capítulos anteriores: você é um modelo para seu filho, que o imita. O fato de você protegê-lo é a melhor maneira de ensiná-lo a se proteger. Ouvir você é a melhor maneira de ensiná-lo a ouvir a si mesmo.

Vimos um método simples para proteger seu filho: *nomeie* o que você não gosta; *reformule* (reitere o que é o limite) – e pronto (passe para outra coisa a fim de evitar justificativas ou argumentações intermináveis, e não dramatize demais ou dê muita importância ao assunto). É claro que essa abordagem não será suficiente se a violação dos limites for tão grave a ponto de infringir a lei: nesse caso, os fatos devem ser relatados às autoridades.

Quando você age como protetor ativo de seu filho, mostra a todos que a criança está protegida, que você está vigilante e que um agressor não ficará impune. Além de mostrar à criança como pode se defender, isso é um impedimento. É claro que é ainda melhor se você se comportar dessa maneira com todas as crianças ao seu redor.

Agora que você já conhece a estratégia *nomeie e reformule*, vamos praticá-la.

- Situação: um amigo faz um comentário inadequado

Sua filha de 8 anos conta a você que um de seus amigos, depois de ver a calcinha dela sob o vestido, disse: “Sua calcinha é muito bonita!”. Ela diz que isso a fez se sentir desconfortável.

O que você poderia dizer a esse amigo? Para sua filha? Como você pode dizer a esse amigo que está ciente (efeito dissuasivo: sua filha falou) e que esse comportamento é questionável e não combina com ele? Imagine-se em uma situação e diga em voz alta o que você diria. Reserve um tempo para fazer esse exercício, mesmo que ele pareça ridículo ou sem sentido. Esse tipo de situação é difícil e formar frases em voz alta é muito mais concreto do que "apenas pensar sobre o assunto".

> "Você fez um comentário sobre a calcinha da minha filha" (*nomeie*) e "Não quero que você faça comentários sobre a calcinha dela" (*reformule*), e siga em frente.

Coloque-se no lugar do "amigo" que fez um comentário inadequado. "Talvez você ache que estou sendo muito duro ao pensar que é inadequado? Por que poderia ser um comentário inofensivo e desajeitado?" Esse amigo não é necessariamente mal-intencionado? Talvez você esteja certo! Mas lembre-se: não estamos correndo nenhum risco e esse comentário fez que sua filha se sentisse desconfortável. Portanto, ele merece ser discutido com seu amigo, mesmo que você esteja convencido de que ele não fez por mal. Ouça e respeite a experiência de seu filho quando ele disser a você que se sente desconfortável. Na medida do possível, acostume-o a ter seus sentimentos e necessidades ouvidos e defendidos.

- Estudo de caso: um adulto conversa com seu filho na sala de espera

Na sala de espera do médico, um homem aguarda na frente do seu filho de 3 anos. Aos poucos, ele começa a brincar com ele e depois mostra um vídeo que está assistindo no celular. Você não consegue ver do que se trata, mas parece uma briga ou uma cena de violência.

Depende de você: como seria?

> Por exemplo: "Você está mostrando seu telefone ao meu filho." (*nomeie*) "Não quero que ele veja coisas que eu não vi." (*reformular*)

Uma última situação?

- Estudo de caso: uma vovó em seu prédio

Você passa por uma simpática vovó do seu bloco de apartamentos na rua e conversa com ela. Ela exclama, dizendo como sua filha (5 anos) é bonita, passa a mão pelo cabelo dela e lhe dá um beijo. Obviamente, sua filha, que não a conhece muito bem e se sente intimidada, não gosta disso.

Vamos lá, vamos dar o nome e a vergonha: o que você diria?

> "Você beijou minha filha." (*nomeie*) "Não quero que ninguém a beije sem verificar se ela está de acordo com isso." (*reformule*)

Essas diferentes situações podem levá-lo a pensar que você tem que reagir a tudo, o tempo todo, e não deixar nada passar. Felizmente, isso não é tão extremo assim! São apenas situações criadas para treiná-lo a reagir a várias situações. Na realidade, o mais importante é que você reaja regularmente, sobretudo nos casos mais graves em que os limites não são respeitados: não há necessidade de ficar constantemente na defensiva ou de reagir a qualquer momento!

PROTEGENDO O AMBIENTE QUE SEU FILHO FREQUENTA: CONSCIENTIZAÇÃO

Como você deve ter percebido ao ler esta obra, proteger seu filho da violência sexual também significa proteger todas as crianças, assumir o compromisso de mudar as coisas com as pessoas próximas a você e com aquelas que estão em contato direto com seu filho, e também aumentar a conscientização para tornar nossa sociedade mais segura no geral.

As crianças não votam, muitas vítimas se calam ou mantêm suas revelações em sigilo. Portanto, todos nós precisamos trabalhar juntos para evitar a violência sexual contra menores, para representar e apoiar as crianças e as vítimas. Isso requer tempo, energia e, acima de tudo, coragem.

Mas tenho certeza de que você está pronto para fazer isso pelo seu filho.

Comunicando regras e limites

A segurança do seu filho é preciosa: você tem o direito de contar aos adultos que o cercam que gostaria que eles respeitassem as regras do seu filho, principalmente no que diz respeito ao corpo e à privacidade dele. Se o tio Gegê fizer piadas obscenas no final de um almoço de domingo, estando embriagado, vale a pena intervir (*nomear e reformular*) e discutir o assunto novamente com todos em um ambiente calmo (sem álcool), para que a situação não se repita. Da mesma forma, se a vovó Bernadette fizer comentários à sua filha na frente de toda a família sobre o fato de os seios dela estarem começando a crescer etc., vale a pena tomar uma atitude.

Lembre-se de dizer às pessoas próximas do seu filho quais são as regras, especialmente com relação a toques. Explique que seu filho está ciente da violência sexual e espera que lhe seja solicitado consentimento antes de ser tocado, e que é proibido tocar nas áreas do traje de banho. Especifique as regras para o uso da internet, para tirar fotos etc.

Falando sobre violência sexual

De modo geral, é útil falar sobre a violência sexual e o risco que ela representa. Também é importante que você se comunique de forma diferente para mudar as atitudes. Por exemplo, evite estigmatizar as vítimas procurando saber "o que fizeram que pode ter provocado o ataque", "por que a vítima não disse não", "como ela estava vestida", "por que não mencionou isso antes". O agressor é sempre a parte culpada. Da mesma forma, é melhor banir do seu vocabulário expressões como "ela foi estuprada/agredida", "suspeito que ela tenha sido vítima de estupro" ou "ele confessou que foi estuprado", expressões que implicam que foi a vítima que fez algo e que ela é culpada. Essas expressões, que são comuns no cotidiano e na mídia, promovem a cultura do estupro. Você também pode conscientizar com sensibilidade as pessoas ao seu redor sobre essas questões. **É sempre** o agressor que é culpado (sim, eu sei; já disse isso antes, mas repetir nunca é demais).

Compartilhe seus pensamentos com outros adultos

Como vimos, todos esses assuntos são estressantes. Há muitas perguntas e situações que podem ser difíceis de resolver: quem poderá ajudar você?

Nós, seres humanos, não fomos feitos para criar um filho sozinhos, ou mesmo apenas nós dois! Com quem você pode conversar sobre essas questões, ocasional ou regularmente? O outro pai ou mãe de seu filho, se houver? Com seu parceiro? Um amigo? Seus pais ou sogros? Outros pais que você conhece? Profissionais, como um pediatra ou outro médico? Um psiquiatra? Quanto mais você receber apoio em sua educação e, em especial, na prevenção da violência sexual, mais preparado e disponível estará para responder a quaisquer perguntas ou problemas que seu filho possa ter.

Compartilhar seus pensamentos, dificuldades e dúvidas sobre o assunto com outros adultos, especialmente outros pais, ajuda a aumentar a conscientização e a fazer a sociedade avançar nessa questão. Isso também pode ser feito por meio de grupos de pais, em redes sociais ou em uma associação de pais, para pais de crianças com deficiência etc.

Aumente a conscientização entre as organizações de cuidados infantis

Não tenha medo de ser exigente, mas seja amigável e construtivo. Pergunte aos membros dessas organizações como recrutam e treinam seus funcionários (inclusive voluntários) sobre o tema da violência sexual, se os registros criminais são verificados, com que regularidade etc. Converse com eles sobre a importância de organizar as instalações de modo a evitar áreas em que uma criança possa ficar isolada sem ser vista e de adotar medidas de segurança para evitar situações em que um adulto fique sozinho com uma criança. Quem está autorizado a entrar nas instalações? O que deve ser feito se houver suspeita ou revelação de violência, especialmente violência sexual? Existe um código de conduta claramente escrito sobre essas questões?

Como se envolver ? Fazendo campanha

A maneira mais eficaz de combater a violência sexual não é apenas protegendo seu filho, é não tolerar nenhuma violência sexual, demonstrando solidariedade com todas as vítimas, ouvindo-as, acreditando nelas, protegendo-as e, assim, combater a negação e a impunidade de que goza a maioria dos agressores. Isso também significa apoiar a educação sexual e combater a violência baseada em gênero. Por fim, significa combater todas as formas de violência contra crianças, sejam elas físicas, emocionais ou as chamadas "educacionais". Para conseguir isso, muitas associações precisam de ajuda, seja na forma de tempo, de assinaturas e circulação de petições ou apoio financeiro. Se você quiser se envolver, pense nelas! Algumas estão listadas na seção de dicas e recursos no final deste livro, mas há muitas outras, especialmente em nível local.

Você também pode aumentar a conscientização comunicando a realidade dos números. A seção de estatísticas no final deste livro reúne informações úteis citadas aqui e isso irá ajudá-lo a compartilhar facilmente números que falam por si. De modo geral, é útil divulgar números, informações, documentos e recursos sobre violência sexual contra crianças para as pessoas ao seu redor, especialmente aquelas que cuidam delas, e para pessoas envolvidas na política ou no setor voluntário.

Combate às relações de dominação

Você certamente também terá entendido como a violência sexual, sobretudo contra crianças, não é apenas uma questão de sexualidade, mas uma questão de dominação: uma pessoa que se sente sexualmente atraída por crianças, mas não tem interesse em exercer dominação, nunca agirá de acordo com isso; por outro lado, muitos agressores sexuais de crianças não sentem atração sexual por elas, mas uma forte necessidade de dominar e coagir. Portanto, não é possível prevenir a violência sexual contra crianças sem tomar medidas para reduzir as relações de dominação de modo mais abrangente em nossa sociedade, especialmente em relação às mulheres – mas não apenas. Isso significa lutar contra o assédio e as relações abusivas nas famílias, no trabalho, na escola, nas atividades de lazer, na igreja, na política... para promover uma cultura de consentimento em todas as áreas, começando pela educação. Isso também significa conscientizar seus filhos e adolescentes sobre a cultura em que estão imersos e começar a identificar situações em que eles podem ser expostos a estereótipos de gênero (como em determinados filmes, vídeos, desenhos animados, mangás, histórias em quadrinhos, anúncios, clipes musicais etc.). Porque a melhor prevenção não é a prevenção de reincidências, mas a prevenção do primeiro ato!

Agir e aumentar a conscientização também significa nos questionar: questionar os valores e as formas de relacionamento em que fomos educados, que mudaram; questionar nossa relação com o gênero, as diferenças sexuais e a comunidade LGBTQIA+; questionar nossa relação com crianças e seu consentimento na vida cotidiana. Obviamente, isso não significa permitir que elas façam tudo, o que seria prejudicial, ou deixá-las decidir tudo, porque elas não têm maturidade, mas consultar a opinião delas, respeitar a recusa sempre que possível, sobretudo se for algo relacionado ao corpo das crianças, e simplesmente explicar nossa decisão (sem gastar horas com isso) de anular uma recusa da parte delas em uma situação em que é impossível fazer o contrário (geralmente, uma situação de emergência ou um problema de saúde grave).

6
Como você reage em situações difíceis?

Falar sobre violência sexual significa correr o risco de que informações confidenciais lhe sejam confiadas. Vamos dar uma breve olhada em cinco situações difíceis e nas linhas gerais de ação a serem tomadas. Cada uma delas poderia ser o tema de um livro por si só, por isso decidi dar apenas algumas dicas e direcionar os leitores às organizações relevantes para obter mais informações.

De modo geral, nas situações a seguir, a regra absoluta é **nunca ficar sozinho**. A regra número 2 é se **cercar das pessoas certas**!

UMA CRIANÇA OU UM ADOLESCENTE QUE VOCÊ SABE QUE PODE TER SIDO VÍTIMA

No caso de revelação pela criança ou descoberta por terceiros, os fatos devem ser prontamente comunicados às autoridades.

Acima de tudo, respire e tente recuperar o controle do estresse que a situação gera. O controle do estresse será o seu melhor aliado para lidar com essa situação, tomar as melhores decisões possíveis e não aumentar o estresse da criança em questão.

Em segundo lugar, não fique sozinho. Essa situação provavelmente é muito difícil, como seria para qualquer pai ou mãe. É normal que você se sinta estressado, chateado, em pânico e sem saber o que fazer. Fique tranquilo; com ajuda, você saberá lidar com isso.

Entre em contato com uma autoridade policial o mais rápido possível, especialmente se o incidente for recente. Entre em contato também com uma estrutura de apoio que possa fornecer informações e orientá-lo sobre o que fazer. Por exemplo, uma organização de apoio à vítima, como o Conselho Tutelar e o Centro de Referência Especializado de Assistência Social (CREAS).

Se houver vestígios físicos de violência sexual, faça que sejam examinados e confirmados por um médico o mais rápido possível, sem que a criança seja higienizada antes (um exame será realizado como parte do procedimento se você apresentar uma queixa). Obtenha ajuda de pessoas qualificadas nesse campo (números de internet ou linhas de ajuda especializadas, autoridade policial, associações especializadas etc.) Você não pode e não deve passar por isso sozinho.

Se seu filho revelar que foi abusado sexualmente, incentive-o a contar mais: parabenize-o pela coragem de contar, diga que acredita nele, que o protegerá, que está disposto a ouvir e que ele pode contar o que quiser. Não faça perguntas fechadas nem peça detalhes específicos; prefira perguntas abertas, como "E... o que aconteceu depois?".

Evite a todo custo: "Por que você não me contou sobre isso antes? Você tem certeza do que está dizendo?". Por fim, assegure ao seu filho que você vai buscar ajuda e que irá protegê-lo (embora você também possa dizer honestamente que ainda não sabe exatamente como isso vai acontecer).

Se um adulto que você conhece disser que foi abusado sexualmente no passado, a mesma qualidade de escuta é necessária, bem como frases a serem evitadas.

Mito n.º 10: "Uma criança que revela abuso sexual geralmente está mentindo".

FALSO! As crianças muito raramente mentem quando revelam tais fatos! O agressor, por outro lado, na maioria das vezes nega os fatos.

Coisas para lembrar se você for informado sobre violência sexual: ouça o que a criança tem a dizer, pergunte o que aconteceu em seguida, diga que você vai buscar ajuda e irá protegê-la, e que ela estava certa em contar-lhe sobre o ocorrido, que você acredita nela. Não duvide do que a criança diz e evite fazer perguntas muito específicas.

QUAIS SINAIS VOCÊ DEVE OBSERVAR E QUANDO DEVE SE PREOCUPAR?

Os sintomas de uma criança ou jovem que foi agredido sexualmente não são específicos: eles também podem ser um sinal de outras dificuldades na vida. Em todos os casos, se os sintomas aparecerem ou piorarem, é útil discuti-los com seu filho ou adolescente e, no caso de crianças menores, com seus responsáveis, para entender os motivos dessas mudanças. Você pode entender:

- dificuldade para dormir;
- mudanças no apetite;
- regressão nas crianças mais novas (enurese, encoprese etc.);
- problemas comportamentais;
- aparição ou piora de um vício (mesmo "apenas" em cigarro, trabalhos escolares ou telas) ou de um comportamento compulsivo (por exemplo, higiene compulsiva);
- ansiedade, ataques de pânico, distanciamento de determinadas pessoas ou situações;
- tristeza, cansaço, falta de desejo, retraimento;
- excitação, falta de sono, inquietação;
- agressividade, raiva, irritabilidade;
- uma mudança repentina na personalidade;
- uma falha na comunicação com os pais ou parentes.

O comportamento sexual compulsivo deve ser questionado em particular, sobretudo se ocorrer repentinamente. Pode se expressar em jogos, sonhos, pesadelos e desenhos. Considere conversar com o pediatra de seu filho ou com um psicólogo sobre este comportamento.

Ouça seu filho. Pergunte o que ele está passando no momento, o que está difícil para ele, se alguém ainda o está magoando.

Se você tiver alguma dúvida, procure a ajuda de um profissional especializado.

Evite tentar obter evidências ou pressionar a criança ou o jovem a contar o que aconteceu se não quiser, e não sobrecarregue a criança ou o jovem com perguntas. A investigação deve ser realizada por um profissional (autoridade policial), assim como as entrevistas com a vítima. Ao ficar estressado, emocionalmente abalado e repetir perguntas, você corre o risco de tornar o depoimento de seu filho ou adolescente menos confiável.

Se você observou um comportamento de quebra de limites (mesmo que não seja violência sexual direta) por parte de um adulto ou jovem e esse comportamento persistir apesar de sua intervenção, talvez seja hora de encaminhar a questão a uma autoridade (novamente, Conselho Tutelar ou qualquer outro órgão de proteção à criança). Lembre-se: você não está lá para fornecer provas ou conduzir uma investigação. Pedir a intervenção de uma autoridade significa pedir a serviços especializados que intervenham em uma situação que você considera preocupante.

SEU FILHO (OU ADOLESCENTE) ABUSOU SEXUALMENTE DE OUTRA CRIANÇA. E AGORA?

Você e seu filho precisam de ajuda. Não minimize o problema, não pense que você pode lidar com ele sozinho.

Para uma criança ou adolescente, cometer violência sexual é um sinal de angústia e mal-estar e, às vezes, um sinal de profundo sofrimento psicológico. Para ajudar seu filho a lidar com a situação, a agressão deve ser denunciada às autoridades de proteção à criança para que possam avaliar a gravidade da situação e sua família possa receber o apoio de que precisa nessa hora difícil. A situação precisa ser avaliada e tratada por especialistas. Estou ciente de que tudo isso pode ser assustador, mas lembre-se de que essa é a ajuda que você receberá.

Seu filho também precisará de você. É possível liberar algum tempo em sua organização, reduzindo seu horário de trabalho, por exemplo, para que possa estar mais disponível para ele e ajudá-lo a superar essa crise?

Além disso, aqui estão algumas recomendações para apoiar seu filho diariamente a evitar que ele se comporte mal[I]:

I Essa orientação se baseia especialmente no livro francês *Que savoir sur la sexualité de mon enfant?* de F. Saint-Pierre e M.-F. Viau, (Éditions du CHU Sainte-Justine, 2008). (N. do A.).

- Não o deixe sozinho com outras crianças, não lhe dê oportunidade de cometer novas violências.
- Deixe claro que você desaprova o comportamento dele, não a pessoa dele.
- Dê-lhe apoio, diga-lhe que você está à disposição se ele quiser conversar ou buscar ajuda, e que você ainda o ama, mas que ele não tem o direito de ferir outras pessoas.
- Forneça respostas às perguntas dele, principalmente sobre educação sexual.
- Lembre-o e aplique as regras para proteger a privacidade dele diariamente; nada de piadas ou histórias sexuais na presença dos menores.
- Se ele estiver sobrecarregado por sua sexualidade e ainda quiser cometer violência, ajude-o a encontrar soluções com um psiquiatra especializado. Atue como intermediário no dia a dia para incentivá-lo a implementar essas soluções, focar nos seus esforços e progresso, e aumentar sua autoconfiança.
- Não se deixe enganar por nenhuma tentativa de manipulação e denuncie qualquer nova transgressão às autoridades, se ele for um adolescente.
- Não deixe a criança sozinha por muito tempo e ajude-a a encontrar atividades que lhe permitam crescer e desfrutar de algo que não seja sexo; é ainda melhor se essas atividades envolverem outras pessoas.
- Não deixe seu filho na internet sem supervisão, remova todas as telas do quarto, se houver, e tire o telefone à noite.
- Busque apoio para si: essa pode ser uma situação muito difícil; portanto, não a enfrente sozinho. Se possível, envolva outros adultos em quem você confia, informando-os sobre o problema de maneira delicada e com a anuência de seu filho.

Em todos os casos: é importante que seu filho entenda que, não importa o que ele lhe diga, o que tenha sofrido ou mesmo feito, você sempre o amará e estará lá para apoiá-lo e ajudá-lo a melhorar.

Esse também é o momento de você ser bem apoiado (mas não por qualquer pessoa): por exemplo, por amigos próximos, por seu parceiro ou parceira, pela família, pelo pediatra ou clínico geral (você pode pedir uma folga do trabalho para se recuperar e lidar com a situação), pela equipe da escola, por um psiquiatra etc. Escolha pessoas em quem você confia, que geralmente o escutam e o respeitam. Evite falar sobre isso com pessoas ou em público, pois seu filho precisa que a privacidade dele seja respeitada: escolha cuidadosamente as pessoas com quem você fala e as circunstâncias.

UM ADULTO QUE VOCÊ CONHECE COMETEU VIOLÊNCIA SEXUAL

Abusadores sexuais em nosso ambiente

Em fevereiro de 2018, Caroline De Haas tuitou:
Fato n.º 1: Uma em cada duas mulheres já foi vítima de violência sexual.
Fato n.º 2: Você conhece muitas vítimas.
Fato n.º 3: Na grande maioria dos casos, a vítima conhece o agressor.
Fato n.º 4: Você conhece abusadores.
Fato n.º 5: Não é bom ouvir isso.

Em um estudo francês sobre agressões sexuais contra menores sem ordem judicial e homens que se sentiam sexualmente atraídos por crianças, mas que não haviam cometido o ato, mais da metade deles já havia procurado ajuda de alguém próximo e pouco menos da metade de um profissional. Portanto, é possível que uma pessoa em risco confie em alguém ou busque ajuda espontaneamente. Se alguém próximo a você pedir ajuda sobre esse assunto, ou se você achar que alguém próximo a você pode estar sexualmente atraído crianças ou adolescentes ou correr o risco de agir com eles, você pode obter ajuda permanente no **CAPS** ou no **CREAS** em sua região (mais informações na seção de dicas e recursos no final do livro). Na medida do possível, converse com a pessoa em questão de forma compreensiva, mas não indulgente: o objetivo não é ser cúmplice ou passivo, mas garantir que procure e receba a ajuda profissional de que precisa. A atmosfera de "caça às bruxas" que reina em nossa sociedade com relação aos agressores sexuais não é propícia para evitar que eles cometam atos ou reincidam. Embora seja fundamental condenar a violência sexual, também é essencial incentivar aqueles que temem cometer o ato a se manifestarem para que possam receber a ajuda de que precisam e para que as vítimas em potencial possam ser protegidas.

Isso representa uma grande mudança na forma como lidamos com agressores sexuais, o que pode parecer chocante para você, especialmente como pai ou mãe. Mas é bom que saiba que a qualidade do apoio social que um agressor recebe é um fator essencial para evitar a reincidência..

Isso não significa, de forma alguma, que você deva confiar cegamente em uma pessoa que cometeu violência sexual, minimizando o risco, ou mesmo perdoá-la ou continuar amigo de alguém que agrediu outra pessoa.

Significa, sim, ser duro com o agressor, incentivando-o a confessar o crime à polícia, caso ainda não tenha sido levado aos tribunais, e a denunciar o agressor, se necessário, e, em seguida, incentivá-lo a assumir um compromisso firme e claro de evitar a reincidência.

Isso geralmente significa que o agressor ou a pessoa que teme cometer violência sexual é envolvido em atendimento especializado individual e em grupo, e que as pessoas ao seu redor não permitem que nada passe em termos de minimização ou banalização dos fatos ou dos riscos, ou mesmo de valores que conduzam à violência sexual (falta de respeito nos relacionamentos, cultura de dominação, crenças a favor do estupro etc.). Você também pode obter apoio de um conselheiro especializado.

Informações importantes! Se você conhece alguém que é um abusador sexual:

- Não deixe que eles façam você sentir pena deles ou o manipulem. Acredite na vítima, não no agressor, se vítima e agressor disserem coisas diferentes: os agressores mentem com muito mais frequência do que as vítimas!
- Se você puder, apoie o agressor, sem ser cúmplice ou indulgente, nem minimizando, banalizando ou desculpando os fatos. Não evite o assunto, não finja que o que aconteceu foi casual ou que não foi importante ou que simplesmente "passou".
- Se o crime não tiver sido levado aos tribunais e se o agressor ainda estiver em contato com a vítima, denuncie-o rapidamente ou leve-o à polícia e denuncie o crime. Incentive os pais da vítima a denunciar o abuso; se o agressor não assumir o abuso o mais rápido possível, denuncie-o, por exemplo, escrevendo para o promotor público, declarando a identidade da criança vítima e os fatos de que você tem conhecimento, inclusive qualquer reconhecimento por parte do agressor sexual. Deixe claro para o agressor sexual que é do interesse dele denunciar o crime por conta própria e que

o crime deve primeiro ser levado aos tribunais, a fim de evitar que o agressor reincida (mesmo que ele provavelmente minimize esse ponto), pois denunciar e levar o crime aos tribunais tem um efeito muito dissuasivo sobre a reincidência (mesmo que não haja condenação); e para que uma queixa feita anos ou mesmo décadas após o fato não destrua a vida que ele ou ela poderia ter reconstruído nesse meio-tempo. Você pode acompanhá-lo, se necessário. Em todos os casos, você deve saber que tem a obrigação legal de denunciar às autoridades se souber que um menor foi vítima de violência sexual.

- Apoiar firmemente um compromisso terapêutico com uma equipe especializada, treinada para lidar com agressores sexuais, com, se possível, acompanhamento em grupo (pelo menos) e individual. Mesmo que os eventos pareçam ser um "deslize" isolado aos olhos do agressor sexual (cuidado com a minimização!) – trata-se de um descarrilamento grave que merece atenção e análise psicológica aprofundada e prevenção de reincidência, com profissionais especializados.
- Se você se sentir capaz, informe ao agressor sexual que está pronto para apoiá-lo em momentos difíceis e que ele pode ligar para você se estiver se sentindo mal (com ou sem o risco de agir). Não hesite em se tornar conhecido como uma pessoa de recursos e em pedir apoio aos profissionais que acompanham o agressor sexual (médico de família, psiquiatra, equipe especializada, oficial de liberdade condicional etc.). Em todos os casos, lembre-se de que o agressor é responsável por suas ações, não você.

Lembre-se também de obter apoio de pessoas próximas a você e, se necessário, de um especialista, para que não fique sozinho nessa situação muito difícil e penosa, e para que possa contar com outras pessoas para ajudá-lo a se distanciar e não ser manipulado por um agressor sexual (que muitas vezes conta histórias para si mesmo, e *muito mais* para os outros).

MEDO DE AGIR

Se você acha que pode estar em risco, consulte o Conselho Tutelar ou Disque 100. Se você mesmo foi vítima de violência sexual quando criança, pode ter medo de reproduzir esse tipo de ato em seus filhos. O medo é muito comum entre os sobreviventes de abuso sexual infantil quando se tornam pais. É importante que você receba ajuda profissional especializada para avaliar os riscos, obter apoio e se libertar dos seus medos. Em geral, esses são apenas medos que não levam à ação. No entanto, esses medos podem ter um impacto significativo no relacionamento que você tem com seu filho e com o corpo dele. Portanto, é muito importante que você lide com eles. É uma ilusão pensar que você pode se livrar deles por conta própria, que tudo o que precisa fazer é não pensar neles.

Conclusão

O QUE VOCÊ PODE FAZER?

O que você aprendeu com este livro? Se ele o ajudou a ver as coisas com mais clareza, a saber onde e como agir, empreste-o a alguém! Este livro foi feito para ser útil, não para ficar dormindo numa prateleira.

Além disso, há uma série de projetos em potencial abertos para você:

- É claro que conscientizar as pessoas que entram em contato com seu filho, com as crianças e com todos os outros: é a sociedade como um todo que precisa evoluir. Não seria justo colocar o ônus da proteção somente sobre os ombros da criança ou mesmo de sua família – cabe à sociedade como um todo proteger as crianças, e cabe a todos estarem bem-informados e ficarem atentos.
- Talvez você possa trabalhar na sua dificuldade de dizer não e de se impor, se esse for o caso. Seu filho aprende imitando você!
- Use a seção de dicas e recursos para encontrar livros, *sites*, vídeos e qualquer outro material sobre o assunto que possa ajudá-lo, especialmente em termos de educação sexual.
- Tente não se tornar paranoico demais e não ficar constantemente *renomeando e reformulando*. Converse com sua família e com outros pais e dê um passo atrás em relação à sua própria educação para que você possa ser o mais sensível e disponível possível para seu filho.

Espero sinceramente que você saia da leitura deste livro mais consciente das situações reais de risco, mas também menos preocupado, pois estará mais bem preparado para prevenir e lidar com elas. Também espero que este livro dê a você e a seu filho a oportunidade de compartilhar momentos de afeto e carinho, e que seja um espaço para que você deixe seu filho sentir sua presença, seu calor e sua proteção. Por fim, espero que este livro seja um convite para que você cuide de si mesmo como pai ou como mãe, mesmo que nem sempre seja fácil em nossa vida agitada e de ritmo infernal, pois seu filho precisa de pais que sejam bons no trabalho, que saibam dizer não e que possam mostrar a ele como cuidar de si mesmo.

Desejo-lhe tudo de bom em sua jornada como pai ou mãe com seu filho. Lembre-se: a maioria dos adultos é bem-intencionada com relação às crianças.

Cuide de você!

Dicas e recursos

Aqui está uma seleção dos principais recursos e referências úteis no do Brasil

ESTUDOS À NOSSA DISPOSIÇÃO

Informações úteis

- Relatório do *17º Anuário Brasileiro de Segurança Pública: 2023*. Disponível em: https://publicacoes.forumseguranca.org.br/items/721e3396-1a66-4ff6-8ceb-ea319684a57a.
- Estudo do Unicef sobre violência letal e sexual contra crianças e adolescentes no Brasil: 2021–2023. Disponível em: https://www.unicef.org/brazil/media/16421/file/panorama-violencia-letal-sexual-contra-criancas-adolescentes-no-brasil.pdf.
- Boletim Epidemiológico de 2024 publicado pelo Ministério da Saúde, Secretaria de Vigilância em Saúde e Ambiente. Disponível em: https://www.gov.br/saude/pt-br/centrais-de-conteudo/publicacoes/boletins/epidemiologicos/edicoes/2023/boletim-epidemiologico-volume-54-no-08.
- *Site* do governo brasileiro para o combate à violência sexual. Disponível em: https://maiolaranja.org.br/.
- Uma definição legal de violência sexual no Brasil: Disponível em: https://www.planalto.gov.br/ccivil_03/_ato2015-2018/2018/lei/L13718.htm.
- O *site* da Fundação Childhood Brasil – Pela proteção da Infância. Disponível em: https://www.childhood.org.br/.

- E seu relatório: *Dados da violência sexual contra crianças e adolescentes – 2020*. Disponível em: https://ch-wordpress.s3.amazonaws.com/uploads/2022/12/dadosviolenciasexualcontracriancaseadolescentes-2020-final.pdf.

LIVROS

Escrito por profissionais

Falando sobre crianças e adolescentes: Textos do blog saúde infantil. 1ª Edição. Autor: José Luiz Setúbal. Editora: Manole.

Como abordar a violência na criança e no adolescente na emergência?. Autores: Dr. Clóvis Artur da Silva; Dra. Magda Carneiro Sampaio; Dra. Júlia Fray. Curso prático. Editora: Manole.

Abuso sexual em família: a violência do incesto à luz da psicanálise. Autora: Carla Júlia Segre Faiman. Editora: Artesã.

Em carne viva: abuso sexual de crianças e adolescentes. Autora: Susana Toporosi. Tradutora: Tania Mara Zalcberg. Editora: MPMB.

A construção do abusador sexual incestuoso: Uma compreensão necessária sob a ótica social. Autora: Sandra Eloiza Paulino. Editora: CRV.

Homem não chora: o abuso sexual contra meninos. Autora: Fabiana Aparecida de Carvalho. Editora: Paco Editorial.

Abuso: A cultura do estupro no Brasil. Autora: Ana Paula Araújo. Editora: Globo Livros.

Testemunhos de vítimas

Abuso sexual: aconselhando sobreviventes. Autora: Diane Langberg. Coedição e edição técnica: Claudio Beckert Jr. Editora: Esperança.

O grito de Eva. Autora: Marília de Camargo César. Editora: Thomas Nelson Brasil.

Ecos do silêncio: reverberações do traumatismo sexual. Editora: Cassandra Pereira França. Editora: Blucher.

Abusada: relatos sobre abusos sexuais e superação. Autora: Samara Siqueira. Editora: Giostri.

FILMES E DOCUMENTÁRIOS COM RELATOS DE VÍTIMAS

Se Você Contar (2022) – Direção: Renata Coimbra
Inspirado no documentário "Jogo de Cena", este filme apresenta relatos de cinco mulheres que compartilham suas experiências de abuso sexual.

Precisamos Falar do Assédio (2016) – Direção: Paula Sacchetta
Documentário que reúne depoimentos de mulheres vítimas de assédio sexual, coletados em uma van-estúdio que percorreu cidades brasileiras.

Um Crime Entre Nós (2020) – Produção: Instituto Liberta
Documentário que aborda a exploração sexual de crianças e adolescentes no Brasil, com depoimentos de vítimas e especialistas.

PODCASTS

Abuso – Apresentação: Ana Paula Araújo
Podcast baseado no livro "Abuso: A Cultura do Estupro no Brasil", trazendo entrevistas com vítimas de violência sexual e especialistas no tema.

Praia dos Ossos – Produção: Rádio Novelo
Podcast documental que reconta o caso do assassinato de Ângela Diniz, abordando questões de violência contra a mulher e feminicídio.

Do Abuso Sexual ao Poder Pessoal – Apresentação: Vários sobreviventes
Podcast voltado para adultos que sofreram abuso sexual na infância, compartilhando histórias de superação e empoderamento.

CANAIS DE DENÚNCIA E APOIO IMEDIATO

Disque 100 – Direitos Humanos
Canal nacional de denúncia de violações de direitos humanos, inclusive abuso e exploração sexual de crianças, adolescentes, mulheres e pessoas com deficiência.
Atendimento: Gratuito e anônimo, 24h/dia.
Como acessar: Ligue 100 ou acesse www.gov.br/mdh

Ligue 180 – Central de Atendimento à Mulher
Atendimento especializado para mulheres em situação de violência, inclusive sexual.
Serviços: Encaminhamento para serviços da rede de proteção, orientação jurídica e acolhimento emocional.

Serviços Públicos de Saúde e Apoio Psicossocial
Hospitais de Referência
Exemplo: Hospital Pérola Byington (SP), referência nacional no atendimento a vítimas de violência sexual (com atendimento ginecológico, psicológico e jurídico).
Outros hospitais públicos em grandes capitais também possuem ambulatórios especializados.

CAPS/CAPSi (Centro de Atenção Psicossocial)
Atendimento psicológico e psiquiátrico gratuito pelo SUS para pessoas em sofrimento mental, inclusive vítimas de violência sexual.

Como acessar: Procure a unidade básica de saúde (UBS) mais próxima para encaminhamento.

Centro de Referência para o Tratamento de Agressões Sexuais (CARTAS)
Visa atender tanto vítimas quanto autores, com foco na prevenção da reincidência.
Localizado em alguns estados, vinculado às prefeituras.

CREAS (Centro de Referência Especializado de Assistência Social)
Atendimento social e psicológico a vítimas de violência e seus familiares.
Localizado nos municípios, vinculado ao SUS.

Delegacias de Proteção à Criança e ao Adolescente (DPCA)
São unidades especializadas da Polícia Civil voltadas a **investigação, acolhimento e proteção de crianças e adolescentes vítimas de violência**, incluindo **abuso sexual, maus-tratos, negligência, exploração e violência psicológica**.
Localizadas nos municípios, vinculadas à Polícia.

Proteja Brasil
Uma ferramenta digital criada em parceria entre o Fundo das Nações Unidas para a Infância (UNICEF) e a Secretaria de Direitos Humanos do Governo Federal (SDH/MDHC).
Promove o acesso à informação, à educação em direitos e à denúncia de violência contra crianças e adolescentes.
Disponível para Android e iOS.

APOIO JURÍDICO E PROTEÇÃO SOCIAL

Delegacia da Mulher (DEAM)
Delegacias especializadas no atendimento a mulheres vítimas de violência (inclusive abuso sexual e estupro).
Em algumas cidades, também acolhem crianças acompanhadas.

Defensoria Pública

Oferece assistência jurídica gratuita para vítimas que não têm condições financeiras de pagar advogado.

Atuação em processos criminais, protetivos, guarda, medidas cautelares etc.

ORGANIZAÇÕES E ONGS DE APOIO ÀS VÍTIMAS

Casa da Mulher Brasileira

Espaço que integra atendimento psicológico, jurídico, social e policial para mulheres vítimas de violência.

Presente em diversas capitais: SP, DF, MA, PR, RN, MS, MT.

Site: www.casadamulherbrasileira.gov.br

Instituto Liberta

Focado na luta contra a exploração sexual infantil e adolescente.

Desenvolve campanhas, materiais educativos e articulação com redes de proteção.

Site: www.institutoliberta.org.br

Childhood Brasil

Atua na proteção da infância contra o abuso sexual, com projetos de educação, prevenção e atendimento institucional.

Site: www.childhood.org.br

PREVENÇÃO DE RISCOS NA INTERNET

SaferNet Brasil

Organização que recebe denúncias de crimes de abuso e exploração sexual na internet.

Também oferece apoio psicológico on-line e canais de ajuda.

Site: www.safernet.org.br

Canal de ajuda anônimo: www.canaldeajuda.org.br

MATERIAIS EDUCATIVOS E DE PREVENÇÃO

Cartilha "Conversando sobre abuso sexual com crianças" – Childhood Brasil.

Guias da Secretaria Nacional dos Direitos da Criança e do Adolescente – Disponíveis em gov.br/mdh.

Canal Familiar da Fundação Abrinq pelos Direitos da Criança e do Adolescente que produz materiais educativos sobre os direitos das crianças, incluindo cartilhas sobre prevenção da violência sexual. Disponível em: https://www.fadc.org.br/.

RECURSOS PARA CRIANÇAS E ADOLESCENTES

Todos esses recursos devem ser consultados previamente pelo adulto para garantir que sejam apropriados para a idade e a maturidade da criança em sua situação específica. Os livros reunidos abordam, de forma sensível e educativa, temas relacionados a prevenção do abuso sexual, consentimento, proteção corporal e confiança em adultos protetores. Os livros podem ser utilizados por pais, professores, psicólogos e educadores como ferramenta de diálogo e conscientização.

Livros infantis (a partir de 3-4 anos)

Pipo e Fifi. Autora: Caroline Arcari. Editora: Caqui.
Linguagem lúdica para ensinar crianças a diferenciarem toques do cuidado e do desconforto. Ensina a pedir ajuda a adultos de confiança.

Kiko e a mão. Instituto Cores. UNICEF.
História de um menino que é tocado de forma inapropriada. Incentiva a falar e pedir ajuda. Versão digital gratuita.

O segredo da Tartanina. Autora: Tatiana Belinky. Editora: Ática.
Metáfora sobre segredos que machucam. Incentiva o diálogo sobre o que não deve ser mantido em segredo.

Meu corpo, meu corpinho. Autora: Roseli Mendonça. Editora: Matrescência.
Livro que aborda a consciência corporal e a importância do respeito ao próprio corpo.

Livros infantis (a partir de 5-10 anos)

Não me toca, seu boboca. Autora: Andrea Taubman. Editora: Aletria.
Uma história delicada, contada de forma lúdica e com rimas, por meio da jornada de Ritoca e seus amigos para escapar de uma situação difícil.

Segredo segredíssimo. Autora: Odívia Barros. Editora: Geração Editorial.
Conta a história de Adriana, uma menina triste que tem um segredo e muda sua vida para melhor ao seguir o conselho de sua amiga Alice.

Que legal o abraço de Cacau. Autora: Caroline Arcari. Editora: Caqui.
Obra que trata do afeto e dos limites do corpo, ensinando as crianças sobre toques seguros e inseguros.

Eu me protejo. Autoras: Patrícia Almeida e Neusa Maria da Costa Ribeiro. Editora: Dialética.
Cartilha que ensina a criança a se proteger de abusos e auxilia pais e profissionais na identificação do abuso quando ele já ocorre.

Livros infantojuvenis (a partir de 10-12 anos)

A menina que contava. Autora: Patrícia Auerbach. Editora: Panda Books.
Incentiva meninas a falarem sobre o que incomoda. Aborda abuso emocional e físico com linguagem apropriada.

Você não me conhece. Autor: David Klass. Editora: Galera Record.
Narrativa de superação e dor contada por um garoto vítima de abuso e *bullying*. Foco em adolescentes.

A lista negra. Autora: Jennifer Brown. Editora: Gutenberg.
Fala sobre *bullying*, violência doméstica e superação emocional. Indicado para jovens leitores.

GUIAS PARA ADULTOS

Corpo, amor e sexualidade – 120 perguntas e respostas para crianças e adolescentes. Autora: Charline Vermont. Editora: Manole.

Lista de ações possíveis por faixa etária

De 0 a 4 anos

- Dar às pessoas o hábito de se defender: *nomear e reformular.*
- Ensinar às crianças sobre o que é consentimento.
- Aceitar que as crianças podem dizer não e fazer escolhas.
- Respeitar sua privacidade diariamente.
- Passar um tempo especial com o filho, todos os dias, se possível.
- Para pais de crianças muito pequenas: informar-se sobre os critérios para selecionar uma babá (consulte a página 41).

Para crianças mais velhas:

- Começar a aprender a diferença entre o toque adequado e o inadequado.
- Respeitar o corpo dos outros (crianças, adultos, animais de estimação etc.).
- Descobrir, em conjunto, a quem as crianças podem recorrer caso se percam em um espaço público.

De 5 a 10 anos

- Manter o hábito de defender a criança: *nomear e reformular.*
- Reforçar com a criança o conceito de consentimento na vida cotidiana.
- Ensinar à criança a dizer não, a negociar e a resolver disputas.
- Respeitar a sua privacidade e a da criança diariamente.

- Dedicar tempo especial para ouvir e discutir, com a maior regularidade possível.
- Ensinar ou reforçar com a criança a diferença entre o toque apropriado e o inapropriado.
- Iniciar a educação sexual.
- Ensinar à criança a falar frases simples: "Ninguém tem o direito de tocar/olhar minhas partes íntimas" ou "Ninguém tem o direito de me mostrar/pedir que eu toque suas partes íntimas".
- A partir dos 8 anos de idade, os pais podem consultar guias e livros sobre pornografia e como falar com seu filho acerca do assunto.
- Com crianças mais velhas: começar a falar sobre manipulação, sinais de alerta no relacionamento, consultar medidas de segurança para sair em público.
- Para os pais: descobrir os critérios para escolher uma babá (para ver como escolher uma babá, consulte a página 41).

De 11 a 18 anos de idade

- Ensinar e reforçar com a criança e o adolescente sobre se defender: *nomear e reformular.*
- Ensinar e reforçar como a criança e o adolescente podem resolver disputas e negociar situações.
- Respeitar a sua privacidade e a da criança e do adolescente diariamente.
- Reservar um tempo especial regularmente para ouvir e discutir.
- Monitorar o que o adolescente faz com seu tempo e dinheiro, com quem ele se relaciona e aonde vai (autogerenciamento progressivo).
- Proteger as crianças e os adolescentes dos perigos na internet e da pornografia.
- Entender e ajudar seu filho a compreender as três dimensões do controle: ultrapassar os limites, tornar a criança dependente, entorpecer as faculdades críticas da criança.
- Educação continuada sobre sexualidade e relacionamentos (para saber como identificar os sinais de alerta em um relacionamento romântico, consulte a página 60).

- Tomar medidas de segurança para que o adolescente saia sozinho em espaços públicos (consulte a página 62).
- Salvar os números de emergência no telefone do adolescente (bem como o número para situações de emergência no transporte público, se houver).

Estatísticas para sempre lembrar

A seguir, resumi as estatísticas essenciais que você precisa saber se quiser conscientizar as pessoas ao seu redor a respeito da violência sexual.

- Os dados apresentados estão baseados nas estatísticas brasileiras: do Sistema de Informação de Agravos de Notificação (SINAN) entre 2011 e 2017, nos relatórios da Childhood Brasil de 2019 e 2020, nos *16º e 17º Anuários Brasileiros de Segurança Pública*, no *Boletim Epidemiológico* da Secretaria de Vigilância em Saúde e Ambiente do Ministério da Saúde e nas Pesquisas realizadas Centro Latino-Americano de Estudos sobre Violência e Saúde Jorge Careli (CLAVES) da ENSP/FIOCRUZ.
- 17,7% das mulheres e 12,5% dos homens brasileiros relataram ter sofrido violência sexual antes dos 18 anos de idade.
- 1 em cada 6 (15,5%) das vítimas de violência sexual tem entre 0 e 4 anos de idade. Entre as vítimas de 0 a 4 anos: 65,7% são meninas e 34,3% são meninos.
- 21,9% das crianças com faixa etária de 5 a 9 anos sofreram violência sexual.
- 61,4% das vítimas de estupro no país têm até 13 anos de idade.
- A maior incidência de violência sexual notificada ocorre na faixa 10 a 14 anos, sendo 41,4% dos casos.
- A maioria dos agressores sexuais de crianças e adolescentes são homens (87,9%) conhecidos das vítimas, como pais, padrastos ou tios. Das denúncias, 4 de 10 (40,8%) agressores sexuais são pais ou padrastos, 37,2% envolvem irmãos, primos ou outros parentes, e 8,7% envolvem avôs.

- 70,9% dessas agressões ocorrem dentro da própria residência da vítima.
- 32,3% dos adolescentes brasileiros relataram ter vivenciado simultaneamente violência psicológica e sexual em seus relacionamentos. Além disso, 24,9% relataram experiências concomitantes de violência psicológica, física e sexual.
- Apenas 8,5% dos casos de estupro são reportados às autoridades policiais, e 4,2% são registrados nos sistemas de informação de saúde. Isso sugere que a grande maioria das agressões sexuais permanece oculta.

Agradecimentos

Aos meus pacientes, sem a confiança de vocês, este livro não teria sido possível, pois vocês me ensinaram muito.

Aos muitos voluntários, ativistas, personalidades comprometidas, cidadãos e profissionais dos bastidores que contribuem todos os dias, cada um à sua maneira, para a luta contra a violência, sobretudo a violência sexual; e, em particular, aos membros da CIIVISE por seu trabalho colossal e tão justo.

Éditions Dunod, por sua ajuda na produção deste trabalho e seu apoio a este projeto sobre um assunto delicado.

À minha família e a meus amigos, por seu apoio inabalável durante a redação deste livro sensível.

A Nicolas de Salles de Hys, pela revisão da versão inicial do livro e por seus conselhos e *feedbacks* francos, valiosos e entusiasmados.

Referência bibliográficas da França

Você pode fazer o *download* gratuito da lista bibliográfica completa dos estudos e fontes da França citados no livro na página dedicada a essa obra no *site* da editora Dunod:
https://www.dunod.com/vie-pratique/proteger-son-enfant-violences-sexuelles.

Referências bibliográficas do Brasil

ASSIS, Simone Gonçalves de; AVANCI, Joviana Quintes; PESCE, Renata Pereira; PEREIRA, Tânia de Oliveira. Namoro na adolescência no Brasil: circularidade da violência psicológica nos diferentes contextos relacionais. *Ciência & Saúde Coletiva*, Rio de Janeiro, v. 19, n. 3, p. 707–718, mar. 2014. Disponível em: https://doi.org/10.1590/1413-81232014193.19052013. Acesso em: 25 jun. 2025.

BRASIL. Lei nº 13.718, de 24 de setembro de 2018. Altera o Decreto-Lei nº 2.848, de 7 de dezembro de 1940 (Código Penal), para prever expressamente os crimes de importunação sexual e de divulgação de cena de estupro; tipifica a conduta de registrar, oferecer, vender ou divulgar cena de estupro, estupro de vulnerável, cena de sexo ou pornografia sem o consentimento da vítima. *Diário Oficial da União: seção 1*, Brasília, DF, ano 155, n. 186, p. 1, set. 2018. Disponível em: https://www.planalto.gov.br/ccivil_03/_ato2015-2018/2018/lei/L13718.htm. Acesso em: 25 jun. 2025.

BRASIL. Ministério da Saúde. Secretaria de Vigilância em Saúde e Ambiente. *Boletim Epidemiológico*. Brasília, DF, v. 54, 29 fev. 2024. Disponível em: https://www.gov.br/saude/pt-br/centrais-de-conteudo/publicacoes/boletins/epidemiologicos/edicoes/2023/boletim-epidemiologico-volume-54-no-08. Acesso em: 25 jun. 2025.

CERQUEIRA, Daniel Ricardo de Castro; ALVES, Paloma; SEMENTE, Marcella. Elucidando a prevalência de estupro no Brasil a partir de diferentes bases de dados. *Texto para Discussão*, Brasília: Instituto de Pesquisa Econômica Aplicada, n. 2880, mar. 2023. Disponível em: https://repositorio.ipea.gov.br/handle/11058/11814. Acesso em: 25 jun. 2025.

CHILDHOOD BRASIL. A violência sexual infantil no Brasil. *Childhood Brasil*, 2019. Disponível em: https://www.childhood.org.br/a-violencia-sexual-infantil-no-brasil/. Acesso em: 24 jun. 2025.

CHILDHOOD BRASIL. *Dados da violência sexual contra crianças e adolescentes – 2020*. São Paulo: Childhood Brasil, 2022. Disponível em: https://ch-wordpress.s3.amazonaws.com/uploads/2022/12/dadosviolenciasexualcontracriancaseadolescentes2020-final.pdf. Acesso em: 25 jun. 2025.

GARCIA, Maria Fernanda. Mais da metade das vítimas de estupro no Brasil são crianças. *Observatório do Terceiro Setor*, 14 dez. 2023. Disponível em: https://observatorio3setor.org.br/mais-da-metade-das-vitimas-de-estupro-no-brasil-sao-criancas/. Acesso em: 25 jun. 2025.

GONÇALVES, Joice. Uma em cada 6 mulheres no Brasil já foi vítima de abuso sexual na infância, aponta estudo. *Primeira Página*, 19 maio 2025. Disponível em: https://primeirapagina.com.br/seguranca/uma-em-cada-6-mulheres-no-brasil-ja-foi-vitima-de-abuso-sexual-na-infancia-aponta-estudo. Acesso em: 25 jun. 2025.

GUIMARÃES, Silvia Pereira. O problema das estatísticas de violência sexual no Brasil. *Instituto Alexis*, 27 abr. 2022. Disponível em: https://institutoalexis.com.br/o-problema-das-estatisticas-de-violencia-sexual-no-brasil. Acesso em: 25 jun. 2025.

FÓRUM BRASILEIRO DE SEGURANÇA PÚBLICA. *17º Anuário Brasileiro de Segurança Pública: 2023*. São Paulo: Fórum Brasileiro de Segurança Pública, 2023. Disponível em: https://publicacoes.forumseguranca.org.br/items/721e3396-1a66-4ff6-8ceb-ea319684a57a. Acesso em: 25 jun. 2025.

FÓRUM BRASILEIRO DE SEGURANÇA PÚBLICA. *16º Anuário Brasileiro de Segurança Pública: 2022*. São Paulo: Fórum Brasileiro de Segurança Pública, 2022. Disponível em: https://forumseguranca.org.br/wp-content/uploads/2022/07/14-anuario-2022-violencia-sexual-infantil-os-dados-estao-aqui-para-quem-quiser-ver.pdf. Acesso em: 25 jun. 2025.

PESQUISA da FMUSP mostra hábitos sexuais no país; saiba mais. *Instituto de Psiquiatria do Hospital das Clínicas*, 2022. Disponível em: https://ipqhc.org.br/2022/12/23/pesquisa-da-fmusp-mostra-habitos-sexuais-no-pais-saiba-mais/?utm_source=chatgpt.com. Acesso em: 30 jun. 2025.

SANTOS, João. Consentimento da vítima menor de 14 anos nos crimes de estupro de vulnerável. *JusBrasil*, 2018. Disponível em: https://www.jusbrasil.com.br/artigos/consentimento-da-vitima-menor-de-14-anos-nos-crimes-de-estupro-de-vulneravel/677038311. Acesso em: 25 jun. 2025.

ROCHA, Lucas. Familiares e conhecidos são responsáveis por 68% dos casos de violência sexual contra crianças no Brasil, diz Saúde. *CNN Brasil*, 19 maio 2023. Disponível em: https://www.cnnbrasil.com.br/saude/familiares-e-conhecidos-sao-responsaveis-por-68-dos-casos-de-violencia-sexual-contra-criancas-no-brasil-diz-saude/. Acesso em: 25 jun. 2025.

UNICEF; FÓRUM BRASILEIRO DE SEGURANÇA PÚBLICA. *Panorama da violência letal e sexual contra crianças e adolescentes no Brasil: 2021–2023*. São Paulo: UNICEF; Fórum Brasileiro de Segurança Pública, 2024. Disponível em: https://www.unicef.org/brazil/media/16421/file/panorama-violencia-letal-sexual-contra-criancas-adolescentes-no-brasil.pdf. Acesso em: 25 jun. 2025.